記憶のラブレター

北国に暮らす　医師からの伝言

国立弘前病院名誉院長
五十嵐　勝朗

POLISH WORK

記憶のラブレター

目次

第三章　医療の現場から　57

記憶のラブレター

第一章

子どもの頃の記憶

一月一日

小学校三年生の時、一月一日の元旦は登校日でした。八時三十分から講堂で式典があり、校長先生の新年の挨拶の後、唱歌『一月一日』の合唱が行なわれました。

年のはじめの　例《ためし》とて
終《おわり》なき世の　めでたさを
松竹《まつたけ》たてて　門ごとに
祝《いお》う今日こそ　楽しけれ

先生方は正装して、特に女の先生は袴をはいていたので子どもの目には珍しく、合唱しながらもそちらばかり見ていました。

式が終わると教室に戻り、担任の先生に「明けましておめでとうございます」と挨拶して、私たち生徒はミカン二個を頂いて家に帰りました。

冬休み期間中でしたのでゆっくり過ごしていた上に、前日の大晦日の夜は、家族全員でお雑煮を食べ、その後遅くまで兄弟でトランプをしたりして楽しみ、除夜の鐘を聞きながら布団に入りました。そのため元日の朝は寝不足のところを母から無理矢理起こされることになり、起きてからもずっと気分は爽快ではありませんでした。そんな事情や気分もあって、なぜ一月一日にわざわざ登校しなければならないのだろうという疑問は消えませんでした。

六年生になると一月一日に登校しなくてもよくなりました。私は万歳して喜びました。しかし、登校しなくてもよくなった理由はわかりませんでした。その後中学校に入ってから、一月一日に登校しなくてもよくなった理由は日教組（日本教職員組合）からの圧力があったからだという噂が聞こえてきました。それは日教組が「教師も労働者だ。正月はしっかり休ませろ」と主張したということのようでした。そのことの真偽については子どもだったのでよくわかりませんでしたが、やはり本心ではなくなってよかったと思いました。

中学生になってしばらくの間は、小学校時代に一月一日に登校したことについて誰も話題にすることはありませんでした。しかしある日のこと、親友の歳野端芽《としのはじめ》君が、突然何かを思い出したかのように「小学校の時、一月一日に登校して『一月一日』をみんなで合唱して、その後先生から頂いたミカンは小さかったけど美味しかったね」と言い、つづけて「あの『一月一日』の歌に替え歌があったのを知っていたか」と言うや否や歌い始めました。

年のはじめの　例とて
終なき世の　めでたさを
松竹ひっくりかえして　おおさわぎ
後の始末は　誰がする

それを聴いて私は、上手なもんだなと感心しました。そして同時にこのような替え歌を作った人もきっと一月一日に登校するのが嫌だったのだろうなと勝手に想像し、独りで納得しました。

豆撒きと煮干し

小学校に入学する前の二月三日の夜、豆撒きをしました。

豆撒きの意義やルールはわかりませんでしたが、親に教えられたように、大きく戸を開けた外に向かって、

「福はー内、福はー内」

「鬼はー外、鬼はー外」

「鬼のめんたまぶっつぶせ」

と大きな声で叫びながら枡の中の大豆を撒きました。

父に「それでよい」と褒められましたが、真冬で外の空気は寒かったので、我慢できなくなりすぐに戸を閉めてしまいました。

私の地区では豆撒きは男の子の役目でしたから、女の子のいない隣の家から頼まれて豆撒きをしに行きました。豆撒きを終えると隣の家の叔父さんが、

「大きな声で福は～内、鬼は～外と叫んでくれたので、我が家に幸せがきて邪気は出ていくので安心です、ありがとう」

と言い、駄賃をくれました。


今ではほとんど見られなくなりましたが、当時はどこの家でも雪の重みや屋根から落ちてきた雪で窓や家屋が壊れないように家の周りを萱《かや》で編んだ簾《すだれ》で雪囲いをしていました。豆撒きの当日、その簾の端にたくさん煮干しを刺しました。煮干しの臭気は鬼が入ってくるのを防御する効果があるのでたくさん刺した方がよいと父に教えられました。


実は私にとって豆撒き自体はどうでもよく、簾に刺してある煮干しを食べたかったのです。豆撒きが終わってすぐに煮干しを食べようとしたところ、

「明日までは食べてはいけない」

と父に言われました。

「どうして今食べてはダメなの？」

「暗い間は鬼がうろうろしていて、臭いがしない家に入ってくるからな」

今なら臭いのきつい煮干しを誰も口にする人はいないでしょうが、その時はまだ戦後まもなくの頃でしたので食糧事情が悪く、たとえ煮干しであっても空腹を満たすおやつ代わりとして貴重だったのです。

撒いた大豆は雪の上に散らばり、翌日それを拾い母に焙烙《ほうろく》で炒ってもらい、年の数ほど食べました。豆まきに使った大豆を食べると、その一年間を無病息災に過ごすことができると信じられていたからです。

その時の大豆の味は全く思い出せませんが、あの歯ごたえのあった煮干しの味は今でも忘れられません。

参考までの話ですが、津軽地方では昔から大豆ではなく殻付きの落花生を撒き、翌日にそれを拾って食べていました。

鯉のぼり

小学校に上がるまでは隣近所の友だちとしか遊んだことがなかったので情報も少なかったのですが、小学校に入学すると行動半径が広がったことで、これまでに見たこともなかった風景や多くの情報に接するようになりました。

そんな子どもの頃、五月になるとそっちこっちの家の庭先では黒色の鯉のぼりが風をはらんでゆったりと泳いでいました。まだわが家には鯉のぼりがなかったので親にせがんで買ってもらいました。庭先で青空の中ゆったりと泳いでいる青色の鯉のぼりを見上げたときは体が震えるほど感激しました。毎朝登校する前に鯉のぼりを上げ、夕方に下ろすのが私の役目となり、それが楽しみでもありました。

六軒隣に同級生の健ちゃんが住んでいました。健ちゃんの家の鯉のぼりは黒色で、長さは五メートルほど、胴回りは一メートルくらいでした。あまりに大き過ぎてかなりの強風でも泳がないのでいつも縁側に吊してありました。縁側に吊してある鯉のぼりを見る健ちゃんの表情はいつも淋しそうでした。

中学生になってから知ったことですが、各家の財力の多寡で鯉のぼりの大きさが異なっていたようでした。健ちゃんの家は元地主だったので、祖父は奮発して大きい鯉のぼりを買ってあげたのかも知れませんが、大空の中を泳ぐことのない鯉のぼりはかわいそうに思えました。


現代は少子化により子どもが少ないうえに、庭付き一戸建て住宅の減少とアパートやマンションなど集合住宅の増加という住宅事情の変化によって、鯉のぼりを上げる家庭は少なくなりました。鯉のぼりを上げる竿をしまうことができる物置もほとんど見なくなりました。そのため昨今では鯉のぼりは各家の庭先ではなく、たとえば最上川の両岸から綱を張るなどして、自然の中で青色のほか緑色やオレンジ色など、より華やかな色の子鯉も泳ぐようになりました。最近では鯉のぼりを上げる代わりに部屋に武者人形を飾る家庭も増えてきました。

鯉のぼりは江戸時代に始まった日本の風習で、男児の出世と健康を願って上げられました。本来は真鯉（黒色の鯉）のみでしたが、昭和の時代に入ると家族を表すものとして真鯉に緋鯉と子鯉（青色などの鯉）を添えたものが主流となっていきました。鯉のぼりを売り手側から立場を変えて見れば、一匹売るよりも三匹セットで売る方が儲かるので、家族を表すという理屈は後からつけたことが見え見えです。

長岡山の展望台から町内の家庭の庭先の鯉のぼりが風をはらんで元気に泳いでいるのを見ると、町が活き活きしているような雰囲気が感じられ嬉しくなります。

野外が食卓――〈その一〉野草

まだ私が小学二、三年生だった戦後まもなくの時代には、家の近くにはキュウリやトマトなど農作物を植えている畑がたくさんあり、その気になればいつでも〝失敬〟できる環境にありました。

あるとき父は私にこう言いました。

「よその畑に植えてある農作物は盗ってはダメだよ。農作物は百姓が汗水流して育てたものだから、衣類やお金などを盗んだ場合に比べると農作物を盗んだ方が罪は大きいのだよ」

私は父の教えを守って決してよその家の農作物を盗ることはしませんでした。

その頃学校から帰るとすぐに原っぱに集まり、友だちと遊びに熱中しました。田んぼの畦を歩いたり、小高い丘に登ったりして夕方遅くまで遊び三昧でした。早めに家に帰っても両親は農作業に忙しく家には誰もいなかったので、空腹を満たすおやつなどもあるはずはなく、食べられるものなら何でも口に入れて空腹の一時しのぎをしなければなりませんでした。そうなると食べるものはといえば、野草や木の実、穀類などが主になります。そして最も重要なことは、煮たり焼いたりしなくてもその場でそのまま食べられるということでした。

そんな子どもの頃に野外で食べた「野草」、「木の実」、「穀類」について、これから三回に分けて述べます。

今であれば「……春の野にいでて若菜摘む……」（光孝天皇『古今集』）の如く優雅な光景かも知れませんが、当時はガツガツの別世界で、主に口に入れたのはツバナやスカナでした。

ツバナ（チガヤ）

五月頃になると原っぱ一面に「ツバナ」が生えていました。白い穂が大きくなってしまうと喉を通らないので、穂が出るか出ないかぐらいのツバナを探して噛みました。お腹はすいているのに食べるものがないので食べたはずなのですが、今思い出しても美味しかったです。ツバナとはチガヤの花の芽のことです。学問的にはイネ科植物にあたり、漢字では「茅花」と書くようです。小さい頃にそれを食べて一時的に飢えをしのいでいたと思うと感慨無量です。

スカナ（スイバ）

湿気のある道端、田畑の土手や畦道、あるいは野原などの日当たりの良い場所によく繁殖していました。若葉の時期には、若い苗の葉や茎は薄紫のような赤っぽい色をしていいます。スカナは生い育つにつれて、赤色は薄くなり、やがて緑色に変わっていきます。茎の柔らかそうなところを折り曲げて噛むと、青臭さと同時に、酸味が非常に強い葉汁が舌で感じられ、わずかではありましたが水分補給の足しになりました。地方によってはシカナ、シカンショ、シカシカ、シコシコ、スカンコ、スカンポ、アカスコなどの呼び名があるようです。

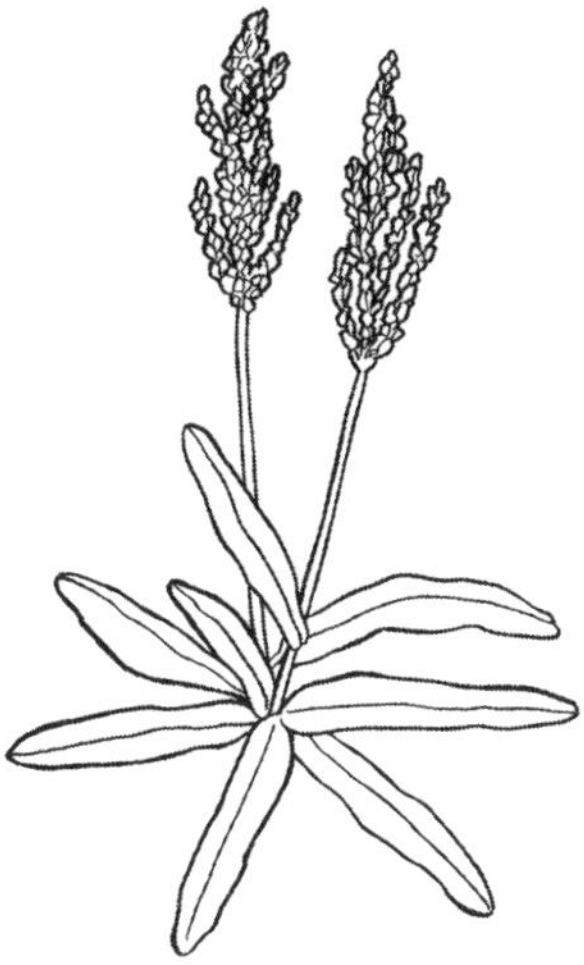

スカナ

ちなみに、大学のときに教養の講義で法学を学びました。そのとき六法全書を紐解きましたが、同じ窃盗でも他の物に比べて農作物の方が罪は重いという記載は見つけられませんでした。

野外が食卓――〈その二〉木の実

木の実は主に夏から秋にかけて採ることができました。

キャラの実

ほとんどの家の庭にはキャラの木が植えてありました。夏になるとクモの巣が張ってある中に赤いキャラの実を見つけて摘まんで食べました。ちょっぴり甘く、しかし香りはありませんでした。親からは「タネは毒だから食べてはダメ」と教えられていました。赤い実は食用になりますが、種は有毒であるため子どもやペットが食べないよう注意されました。

グミ

最上川の岸辺にグミの木がありました。葉は互生し、葉や茎には毛が多く、茎には

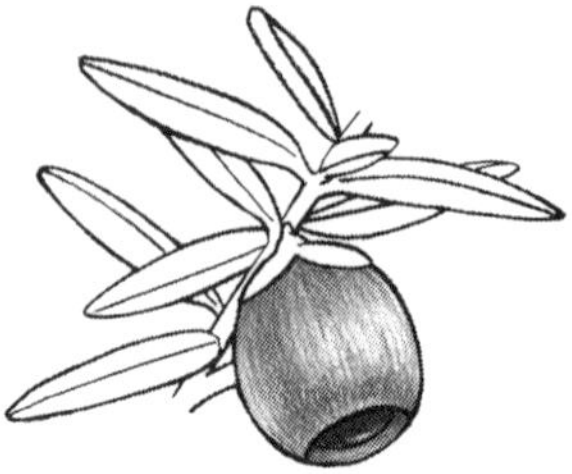

キャラの実

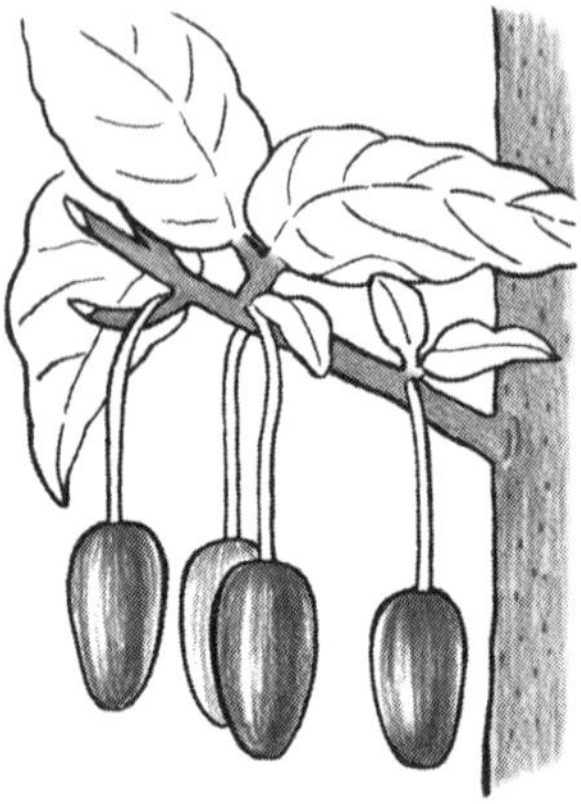

グミ

とげもありました。木に近づくのに難渋することもありましたが、食べたい一心でたどり着き、赤い実を口に入れると少し甘みがありました。春グミと呼ばれる品種は五月頃、秋グミと呼ばれるものは十月頃に実が熟して食べ頃のようでした。

クワゴ

当時は蚕の飼育が盛んでしたので、畑に桑の木が沢山ありました。クワゴ（桑の実）は柔らかい粒が集まった形で、やや長く、初夏に熟すと赤黒くなり、甘みと酸味のバランスがよく美味しいのでよく摘まんで食べました。六月も終わり頃になると桑の実が熟して真っ黒になりました。

スグリ

収穫時期は七月から八月の夏の季節です。果実が色づいたら食べ頃です。酸味があり、決して美味しいとは言いがたい味でしたが、口が寂しくなると食べていました。

松の実

松ぼっくりのカサの間をよく見ると、カサとカサの間に薄皮のようなものがついています。小っちゃな「タネ」の皮の中にある白い身の部分が油脂が豊富に含まれている松の実です。長さは一センチくらい、淡黄色で楕円形をした種子で、味は淡白ながら油脂分が多いので柔らかな歯ざわりがあります。素手でもぎ取り、水洗いもせずにそのまま口に入れていましたが病気はしませんでした。

野外が食卓――〈その三〉穀類とその他

小　麦

小学三年生の頃、七月の暑い時に兄と小麦畑で下草取りをしました。空を見上げるとヒバリがさえずりながら急転直下に麦畑に降りてきました。すると兄が、

「今ヒバリが降りてきたところから、少し離れたところに巣があるから気をつけて草を取るのだよ」

と教えてくれました。

慎重に探したら巣の中に小さな卵が四個ありました。ハケゴ（竹や藁で編んだ籠）に入れて家に持ち帰り茹でて食べることにしました。草取りを一生懸命にやったわけではないのにお腹がすいてきました。

身がふっくらと膨らんだまだ青い麦は青臭い甘い香りがしました。兄が麦の穂の細

く尖った禾《のぎ》を引き抜き実をほぐして一粒ずつ籾殻を剥くと、まだ完全に実っていない麦粒になりました。それを口に放り込みゆっくり噛んでいると、麦粒は噛み砕かれるにつれ弾力が生まれ、ほんのり甘い味がします。

しかし甘いとはいえ、それほど美味しいものではありませんでした。食べるというのではなく、少しずつ頬張って噛んでいくと不思議な弾力のある塊が口の中に広がっていくのです。これが麦のガムでした。

特別美味しいというわけではありませんでしたが、身近にある食べものを使って遊んでいる感覚が面白かったのです。小麦からガムを作ることをこのとき初めて知りました。

あのガムの正体がグルテンであることを知ったのは大人になってからでした。

紫蘇の葉

筍が出る季節になると思い出す味があります。

私と同じ年代を生きてきた人なら、「筍の皮といったら、梅干しでしょう」という方も多いのではないでしょうか。

私は剥いだ筍の皮を三角に折り、その中に梅干し紫蘇の葉を入れてチューチュー吸いました。最初は筍の皮を剥く時にどこまで剥いていいのか迷いましたが、姉がどの程度まで剥ぐかを教えてくれました。梅干しの種は、入れても入れてなくてもどちらでもかまいません。

正式な名前はわかりませんが、毎年春になるとそんな筍の皮を利用した昔ながらの〝おやつ〟が懐かしく思いだされます。この時期にしか楽しめない「昭和」を感じるおやつです。

今は飽食の時代で、しかも衛生観念がしっかりしているので、野外で採れた物を直接口に入れるということは稀になりました。今から振り返ると、逆にあの時代は放射能や排気ガスなどの公害を気にしなくてもよかったのが幸いであったということになるのかも知れません。

現代の子どもの食べ物に比べるとあの時代はなんと〝野蛮〟で〝幸福〟だったのだろうと思わずにはいられません。

田の草取り

田んぼに水が入る五月末から六月になると、一時的に気温が下がり寒く感じることがあり、あたかも夏から春に逆戻りしたかのような天候になることがあります。ちょうどその時期に田植えが始まり、それが終わると、田の草取りが始まります。わが家では家族総出で田の草取りをしました。

まだ小学生だった私は親に比べると座高が低かったため、腰を曲げると苗の葉先が目の前にきます。その葉先に角膜を刺激されると目が痛くなって涙が出るので困りました。手は泥だらけなので目をこすることもできず、腰をかがめて水面に向かって「目が痛い」と叫ぶと、その声が水面に反射して大きくなり辺りに響き渡り、周りの人から「どうしたの」と心配されました。さらに目が開けない状態で田んぼにいると、足首にヌメヌメとした黒色の蛭《ヒル》が吸いつき、気持ちが悪いので手で取ると吸血痕からの出血がありました。しかし痛みを感じないのでそのまま放置していたら三十分くらいは止血しませんでした。

　後に医学部に入ってからヒルについて調べることがあり本を読んでいると、ヒルの唾液には麻酔成分があるため痛みを感じないことや、血液の凝固作用を妨げる成分も含まれているのでしばらくは止血しないで流血が広がりやすいという記載がありました。

　ヒルといえば、アレルギー疾患の患者が多くなった原因としてヒルがいなくなったからであるとの説があります。その真偽の程はわかりませんが、確かに昭和三十年頃から農薬などによってヒルは減少しましたが、その頃からアレルギー疾患の患者が多くなったように思われます。

　もし本当にヒルがアレルギーの発症と関係があるとするならば、ヒルの何が関与するのでしょうか。人体がヒルに血液を吸われる時、ヒルの唾液に含まれる成分がIgE抗体の産生に関与してアレルギー反応を抑えるのでしょうか。

　これを証明するにはヒルの生存が必要ですが、現在の日本ではヒルを捕まえることは恐らく不可能なので、農薬散布をしない水田を有する開発途上国で捕まえて研究するしかありません。これがもし証明されればアレルギー疾患の患者にはすごい朗報です。ただし人は吸血生物に対して嫌悪感を持っています。特にヒルは、ヌメヌメした容姿なので皮膚にヒルを這わせ吸血させて唾液を付着させる方法を治療として患者の了解を得ることは非常に難しいことです。そこでヒルの唾液を精製し、薬として製品化できたとしたらノーベル賞ものではないでしょうか。

鯉の苦玉と南天の葉

昭和三十年代、近隣の農家では秋に稲刈りが終わると稲を天日干しするために稲架《はさ》掛けをしていました。ちょうどそんな稲が乾燥してから脱穀までの間の時を骨休めにあて、体力をつけるということからなのか、鯉を食べる習慣というものがありました。

鯉を調理して家族にふるまうのはどの家も男衆の役目でした。わが家でも父が近所で生きたままの鯉を買ってきて調理をしました。私も将来父になったら鯉を料理することになるだろうと思い、いつも父親のさばき方を側でジッと観察していました。

父はまず尾の方から庖丁を入れるとそのまま肛門付近まで一気に切りました。次に庖丁をいったん抜いたあともう一度入れ直して切った先が中骨に当たる箇所で止め、ここから中骨に庖丁の先を当てたまま背側に沿って頭の付け根まで切り進めました。それから約三センチの幅で筒状の切り身にしていきます。

父は、頭側から三センチほどの少し膨らみが在るようなところを触れながら「これが苦玉でつぶすと身が緑色に染まり、苦くなるのでつぶしてはだめだ」と言いながらその個所を避けて庖丁を入れた……はずだったのですが、切り身は緑色に染まってしまいました。父は思わず「やってしまった」とつぶやくとすぐに切り身を何回も水で洗い流しました。しかし緑色は完全には取れませんでした。

するとと父は私に、

「軒下に植えてある南天の葉っぱを五、六枚持ってこい」

と言いました。

父は私が摘んできた南天の葉っぱを、水、酒、味噌を入れて煮立てておいた鍋に入れ、その後に鯉の切り身を入れ、再び沸いた頃を見計らって弱火にして小一時間煮ました。食べたらそれほど苦みは感じませんでした。

父は毎年その時期に鯉の調理をするので慣れているはずでしたが、あのときは私があまりに父の包丁を見つめ過ぎていたせいで苦玉をつぶしてしまったのかも知れませんでした。

そんな記憶を最近になって思い出し、あのときどうして南天の葉っぱを入れたのかを知りたくなり調べたところ、鯉の苦玉（胆嚢）にはスルフェノール・5―αチブリノールという毒物物質があるので、この解毒剤として南天の若葉が有効であることを知りました。と同時にかつてよく母が「南天の葉は毒消しになる」言っていたことを思い出しました。

現在私は現職を退いて時間に余裕ができたので、わずかばかりの庭に庭木を植えたり配置換えをしたりしているのですが、どう言うわけか南天だけは家の軒下に植えたままでした。それは子どもの頃に両親から「南天は〝難を転じる〟という意味があるから粗末にしてはいけないよ」と教えられてきたことが頭の隅に残っていたからなのかも知れません。

ブランデンブルク協奏曲

中学校に入学すると、音楽の授業にレコード鑑賞という時間がありました。それまで音楽といえばラジオから流れてくる美空ひばりの『りんご追分』、春日八郎の『お富さん』などしか知らなかったので、レコード鑑賞と言われてもピンときませんでした。

音楽担当の養学礼賛《ようがくらいさん》先生が、

「今日はドイツ生まれのバッハが作曲した『ブランデンブルグ協奏曲第五番ニ長調』を鑑賞します。この曲はバッハがブランデンブルグ伯のために作曲した協奏曲で、全部で六曲からできています。今日はその内の五番の曲を鑑賞します」

と言いました。

私は、協奏曲とやらには歌詞はあるのか、またどのような楽器で演奏するのかなど興味津々でした。先生の説明の中に「協奏曲」、さらに「ニ長調」などというこれまでに聞いたことのない言葉が出てきたことで一気にカルチャーショックに陥りました。

協奏曲という言葉をはじめて聞いた尻田我利也《しりたがりや》君が、「先生！　協奏曲とはどういう曲ですか」と質問すると、先生は「独奏楽器と管弦楽とが合奏する器楽曲のことです」と教えてくれました。

小学校ではそもそも洋楽を聴くという経験がなかったので、実際に聴いてもチンプンカンプンで約五分の演奏時間は非常に長く感じられました。それでも日頃の授業では外を見たりしてちょっと落ち着きがない生徒も、めずらしく咳一つせずに静かに聴いていました。しかし歌詞もなく楽器だけの演奏なので全く興味は湧かず、目をつむっていた隣の席の音楽嫌位《おんがくきらい》君は演奏が終わってもしばらく眼を開けませんでした。

鑑賞が終わってホッとしていると、先生が「この曲を聴いてどのような感想ですか」と数人の生徒を指名しました。

最初に指名された民謡大好木《みんようだいすき》君は「気分がよくなる曲でした」と言い、次の歌謡《かよう》曲歌羽《きょくうたう》さんは「厳《おごそ》かな感じがしました」などとお世辞を述べると先生は頷きました。今度は目をつむって頭を伏せていた音楽嫌位君に「どうでした」と聞くと、「自分はブランデンブルグになった気分でした」と答えたので、居眠りを注意しようとしていた先生は肩透かしを食らってしまい「よかったね」と言うことしかできませんでした。

それから四十五年の時が流れ、還暦の同期会にその音楽の担当だった養学礼賛先生が招待されました。余興で「それでは持ち歌を歌います」と先生が言ったので、誰もが『マダム・バタフライ』とか『帰れソレントへ』などの洋楽かなと思って静かに待っていると、「ヤッショ マカショ 花の山形……」と『花笠音頭』を歌い出したので、誰もが呆気にとられてしまいました。

第二章

昭和と平成

洗濯板

昭和二十五年頃のことです。あるとき母が私にこう言いました。

「今日は天気がよいので洗濯をします。あなたは小学三年生になったのだから洗濯を手伝いなさい」

洗濯をするのが初めてだった私は母に要領を教えてもらいました。

まず洗おうとする衣類をたらいの水に浸してから汚れている部分に固形石鹸をこすりつけ両手で衣類を挟んでこすりつけるようにすればよいと教えられました。母の言う通りに力いっぱい衣類をこすりましたが、手が小さいのでなかなかうまくいかないうえに手の皮が薄くなり痛みが出てきたので途中で止めてしまいました。すると私の手のこすり方を見るに見かねた母はみずから洗濯の要領を実践してくれました。

母は、幅三十センチ、長さ五十センチ、厚さ二センチほどの人のあばら骨のように見える刻み目のついた板を持って来ると、それをたらいの縁に斜めにかけました。そして腰をかがめると濡らした衣類に固形石鹸をこすりつけて、ギザギザの刻み目のついた板に衣類を押しつけながら衣類を往復させていくと見る見るうちに衣類がきれいになっていくのがわかりました。思わず「さすがに母は上手だなぁ」と感心しました。

私が母に、

「その細かくギザギザの刻み目がついている板は何なの」

と聞くと、母は、

「洗濯板だよ。嫁に来る時に持ってきたんだ」

と教えてくれました。私は「ずいぶん便利な板があるものだなぁ」とまた感心しました。

文献によると、幕末に西洋人が〝ウォッシュボード〟という洗濯板を持ち込んだのが始まりで、明治から大正にかけて全国に普及したとありました。それから昭和二十年代くらいまでは、花嫁の婚礼道具として〈洗濯板〉〈たらい〉〈張板〉の三点セットは欠かせない持参品となったとありました。しかし昭和二十八年頃から電気洗濯機が登場するとしだいに洗濯板は使われなくなっていきました。

当時の洗濯板の出現を考えると、強い力を要する手もみ洗いからあまり力を要しないで済む洗濯板という道具を使っての洗いに変わったことが、家庭内での主婦の労働力を軽減した一大生活改革であったと想像されます。

今では衣類の洗濯は電気洗濯機がするのが当然と思うようになっているので、洗濯板を使う人はいなくなったと思います。しかし、もし将来何らかの事情で長期間電気の供給がないという非常事態が起こったら、衣類の洗濯を手もみですることになるのでしょうか。

そんな非常事態の発生を想定して各家庭で洗濯板を備えておくことを頭の隅に入れておくことは無駄ではないと考えますが、いかがでしょうか。

座布団

昭和の時代は畳の上で生活するのが一般的でした。

ところが平成の時代に入るとほとんどの家庭で椅子に座る習慣が一般化したため、おそらく現在ではどこの家庭でも座布団は押し入れの奥にしまわれたままになっていることでしょう。

今だに座布団が市民権を得ている世界といえば、噺家が紫色の座布団を十枚積まれるかどうかが楽しみなテレビ番組『笑点』の大喜利のコーナーか、力士が土俵の脇で自分の四股名の入った八十八センチ×九十二センチもある大きな座布団に座る大相撲のときぐらいではないでしょうか。

もともと座布団に座るようになったのは、床面や畳によって体温が奪われるのを防ぐためでした。そのため布の袋には綿やスポンジが入っているのです。

座布団というと、こんな思い出があります。

昭和三十年代、私が中学二年生だった頃、学校の机と椅子は硬い木製だったので、冬期に椅子に座るとお尻がひやりとしました。男子生徒はあまり気にしませんでしたが、女子生徒は体に堪えたのかも知れません。椅子に小さな座布団を敷くのがファッションとなり、いつの間にか女子生徒は全員座布団を使用するようになりました。たぶん母親が娘のために心を込めて作ってくれたのでしょう。さまざまな座布団の布の色や柄はそれぞれの親の好みだったのでしょうが、どれを見ても楽しくなりました。

保健や職業などの授業は男女別々に受けるので、男女それぞれ隣のクラスと一緒になりました。隣のクラスの男子生徒がこちらの教室の女子生徒の机の椅子に座り、こちらの女子生徒は隣の教室の男子生徒の机の椅子に座るということです。教室を移動するとき女子生徒は座布団を自分の机の椅子にそのまま置いていきました。隣のクラスの男子生徒はこちらのどの女子生徒の机の椅子に座っても自由なので、ほとんどの生徒は前回はカラフルな縞模様の座布団の椅子に座ったから今回は花模様の座布団の椅子に座ろう、などと適当に選んでいました。

しかし、ただひとり隣のクラスの濃《こ》井《い》尾《を》刷《す》瑠《る》君は、こちらのクラスの駄《だ》玲《れ》荷《に》模《も》茂《も》輝《てる》さんに恋心を抱いていたので、座布団の色や柄にはまったく目もくれず、いつも一番早く来て茂輝さんの無地の座布団が敷いてある椅子に座っていました。その座布団でお尻が温められたためなのか、彼はいつも授業中ずっとボーッとして幸せそうでした。

このふたりは座布団が縁で、後にめでたく結婚しました。

あれから六十年たった今、濃井尾君は、今は茂輝さんの座布団に座るのではなく、逆に茂輝さんのお尻に敷かれているのだと、古希の祝いの席で述べていました。

祖父と孫――生活様式の違い

東京で暮らす小学四年生の孫が冬休みに遊びに来てこう言いました。

「おじいちゃんが四年生の頃と今の私とで日頃の生活でどのように違っているかを調べるのが冬休みの宿題なので教えてください」

私が四年生の頃といえばもう六十年以上も前のことです。

今と六十年前を対比するために、思いだすままに次の項目について記憶をたどりながら検討してみました。

靴と下駄、ハンカチと手ぬぐい、雨傘と唐傘、電気炊飯器と羽釜、テレビととゲルマニウムラジオ、プールと川、ソフトクリームと金太郎アメ、石油ストーブと火鉢、スマホとお手玉――。

靴と下駄

今の子どもは日常においては主に靴を履いて生活しています。

いっぽう私が子どもだった六十年前といえば、登下校のときに下駄を履いていました。

下駄は足を載せる木製の板の裏側に歯と呼ばれる接地用の突起部があり、眼と呼ばれる三つの孔《あな》に通した鼻緒を親指と人差し指の間に挟んで履きました。

当時の通学路は大方デコボコする砂利道だったので鼻緒は緩みがちで、切れてしまうことも度々ありました。また下駄の素材はケヤキやホオノキなので割れてしまうこともありました。鼻緒が切れたり、下駄が割れたりすると履くのが不能になり、裸足で砂利道を歩かざるを得ず、下校時にこのようなアクシデントが起きると歩くことに難渋しました。

その後高校に入ると朴歯《ほおば》がぶ厚くて高さのある足駄のデカンショを履くようになりました。

ハンカチと手ぬぐい

今の子どもはハンカチを持っています。

いっぽう六十年前の男の子は、二つ折にした手ぬぐいを腰に位置するズボンのベルトにぶら下げていました。これを下げると急に大人になったような気分がしました。手ぬぐいは顔を拭いたり、洗った手を拭いたりできて大変便利でした。しかしファッション性に乏しいこともあり、いつの頃からか誰も持たなくなりました。

雨傘と唐傘

今の子どもは雨降りの時には布やビニール製の雨傘をさします。

いっぽう六十年前の子どもは唐傘をさしていました。

唐傘は防水加工された紙を竹の骨に貼ってつくる和風の雨傘でした。子ども用は大人用に比べると少し小さめでしたが、それでも低学年の小学生には重すぎました。傘には持ち主の名前が大きく書かれてありました。

電気炊飯器と羽釜

今の時代は、ごはんは電気炊飯器のスイッチを押せば自動的に炊き上がります。

いっぽう六十年前はどの家庭でもごはんは羽釜で炊いていました。

羽釜とは、ごはんを炊く時にかまどのヘリから落ちないように、そして火が隙間から出ないように鍋の周囲に羽とよばれる鍔《つば》が付いた鋳造された釜です。

当時わが家では両親が朝早くから農作業のため畑に出かけるので、ごはんを炊くのは四年生以上になった子どもの役目でした。親は前の晩にお米を研いで水加減を調整したごはんを炊くばかりの状態にした羽釜をかまどにかけてくれていました。翌朝私はつけぎに火をつけその後に枯れた杉の葉をくべ、さらに薪を焚きました。しばらくすると羽釜の木製の蓋から白い湯気が出てふきこぼれます。それでごはんが炊きあがったのがわかり火を止めます。こうして美味しいごはんが炊き上がります。

ＴＶとゲルマニウムラジオ

今はＴＶのスイッチを押すだけでいくつものチャンネルから映像が映し出されさまざまな情報を知ることができます。

いっぽう六十年前、今のテレビに代わるものはラジオでした。私には十歳上の兄がいて、私が四年生の時にその兄がゲルマニウムラジオの作り方を教えてくれました。

ゲルマニウムラジオは部品数が少なく簡単に製作できました。初めて作り上げたゲルマニウムラジオのイヤホーンから微かな音が流れ出たときの感動は今でも忘れられません。ゲルマニウムラジオは電源を使用しないのにどうして音声が出るのかという理屈は全くわかりませんでしたが、音声が出ることにびっくりしました。チャンネルがないので一局しか聞くことはできませんでしたが幸せな記憶です。

プールと川

今の子どもは水温が調節され、消毒された清潔なプールで水泳をします。いっぽう六十年前の子どもは川で水泳ぎをしていました。

男の子は赤いふんどし、女の子はパンツで川に入り、川の流れに流されないように注意しながら泳ぎました。大きな川には監視員がいましたが、深みに入って溺れてしまう子もいました。小さな川ではフナやナマズと一緒に水遊びをしました。

ソフトクリームと金太郎アメ

今の子どもは街に出かけたとき、甘いものを食べたいと思えば手軽にソフトクリームが手に入り喉をうるおすことができます。

いっぽう六十年前の子どもは甘いものが食べたくなると、近所の駄菓子屋で金太郎アメを買いました。棒状のアメに金太郎の顔がカラフルに描いてあり、なめてもなめても金太郎が消えない不思議なアメでした。

石油ストーブと火鉢

今は部屋の暖房にはエアコンのほかまだ石油ストーブも活躍しています。

いっぽう六十年前は、暖房具といえば陶器の丸火鉢でした。火鉢の中に灰を敷いて、その上に添えた木炭を燃焼させると熱が放たれます。部屋の大きさに合わせて火鉢の大きさや数を調整して部屋を暖めました。火鉢では部屋の暖房のほかに手を温めたり、もちを焼いたり、お湯をわかしたりもしました。

スマホとお手玉

今の子どもは手にスマホを持ち、親指や人差し指でゲームをしたり、情報を得たりします。

いっぽう六十年前、女の子の遊びはお手玉（布袋）でした。お手玉は母親の手作りで、縦・横五センチほどの正方形の絵柄のついた端切れの布に四十グラムほどの小豆や米を入れて縫い合わせたものです。それを片手で二つ、両手で二つ、両手で三つ（順回しとあやまわし）を空中にほうり投げて手で受けとめ、次のような歌に合わせて回数をきそう遊びをしました。

あんたがたどこさ　ひごさ　ひごどこさ
くまもとさ　くまもとどこさ　せんばさ
せんばやまには　たぬきがおってさ
それをりょうしが　てっぽうでうってさ
にてさ　やいてさ　くってさ
それをこのはで　ちょいっとかーぶーせ

このように、たかが六十年ですが、通学、情報収集、暖房、遊び……などを比較するとあらためて大きな違いがあることがわかりました。

一日二十四時間

人は誰でもこの世に生を受けてから生涯を全うするまでに与えられた一日の時間は二十四時間と決められています。そしてその時間をどのように過ごすかは各人に任されています。

昭和五十年代の頃、弘前から東京に行くには、ＪＲ急行列車で少なくとも十〜十一時間を要しました。そのため東京以南での学会での出張は夜行寝台列車を利用するのが常でした。

学会が東京都内で行なわれるときは、医局から一泊二日分の旅費を頂き、弘前から青森経由で、青森発午後六時二十五分の夜行寝台列車『とわだ』に乗り、翌朝八時四十七分に上野に到着しだい学会場に直行し、学会が終わる夕方に上野のアメ横に移動しささやかなお土産を買い求め、上野駅前の赤提灯で軽く一杯引っかけ、宿泊代を節約するために上野発午後七時三十一分の奥羽線経由の急行寝台列車『つがる』に乗り、弘前駅に翌朝八時三十二分に帰着するというのがいつもの行程でした。このように、東京出張は最低でも一泊二日の時間が必要でした。

ところが平成二十年代になると、東北新幹線で新青森と東京間が片道三時間を切るようになったことで、東京での学会の出張は日帰りが十分に可能になりました。となれば当然のこととして宿泊費は支給されませんので出張旅費は減少し、その分経済的な〝旨み〟はなくなりました。しかし移動時間が短縮されることはよいことで、体調管理が大変楽になりました。そのいっぽうで時間の短縮によって医局を離れたときの一時の解放感を味わえる時間は逆に少なくなりました。

時間の短縮の面から日常生活に目を向けると、昔より今は料理に手間ヒマをかけない簡単な食事が主流になりました。またかつては隣近所との付き合いが主であった冠婚葬祭などもできるだけ簡略化するようになってきました。そのため自分自身の時間にゆとりが生まれるようになりました。そんなゆとりの時間をどのように費やすかについて、私はこれまであまり考えず、無為に過ごしてきてしまいました。

今現役をリタイアし、一日二十四時間のほとんどを自分のために自由に費やせるようになって、最初は戸惑いをおぼえました。

「六十の手習い」という言葉がありますが、これは歳をとってから学問や習い事を始めるという意味のようです。趣味や芸術に打ち込むのにはいつから始めてもよいようですが、時間にゆとりができたから急に習いごとを始めようとしても必ずしも上手くいくとは限りません。やはり若いときから一日二十四時間の中から少しでも積極的に自分の時間をつくり、その時間で自分に合った趣味を見出すなど、長期戦として考えておくことが大切なようです。

人生八十年時代を迎え、そのうえ医師である私には決まった定年がないので、今さらながら豊かな人生を送るには若いときからしっかりした人生設計を立てるべきだったと、喜寿を目前にして反省しています。

第三章　医療の現場から

健康診査に取り組む姿勢

なぜ健康診査を実施するのか

健康診査（健診）は自覚症状がない受診者に自分の健康状態を知らせることで、生活習慣病の予防を指導したり、隠れた疾患を早期に発見するために行なうものです。つまり受診者の糖尿病や高血圧、それに高脂血症などのありふれた疾患を発見するとともに生活習慣の改善によって予防できるように指導するのが第一義的な目的です。

健診で何がわかるか

高血圧症、狭心症、心筋梗塞、心臓病、不整脈、慢性気管支炎、肺結核、糖尿病、動脈硬化、高脂血症、胃潰瘍、十二指腸潰瘍、肝臓病、胆石症、膵臓病、腎臓病、痛風、貧血、白血病、胃がん、大腸がん、肺がん、膵がん、乳がん、子宮がん、前立腺がん……などがわかります。

要経過観察への向き合い

私は健診に携わるようになってまもなく十一年目を迎えます。これまでも健診の目的や方法、判定方法、事後指導のあり方などのうち、特に「要経過観察（要観察）」の取り扱い方について悩んできました。そこで健診について自分の考えを整理する意味から、「要観察」の取り扱いについて述べてみたいと思います。

健診業務の流れ

健診医は受診者から情報を得て診察し、その後で「異常なし（正常範囲内）」、「要観察」、「要指導」、「要精密検査」、「要治療」と判定します。その判定結果が明らかに「異常なし」の場合は問題ありませんが、内容によっては「異常なし」と「異常あり」の境界範囲の判定結果の場合は判断に迷うことがあります。そんなときは健診医としての技量が大きく関与することを痛感させられます。また異常はあるが「要精密検査」とするほどでもないと判定した場合は「要観察」とすることがあります。

健診医が判定に悩まなくてもよいようにするには健診医による合議制が理想です。

しかし実際の現場では、時間と労力を要する合議制は非現実的ではあります。そのいっぽうで健診医の負担を軽くするためのやり方として、医療機器を用いることで数値で表示されるデータに関しては「異常なし」と「異常あり」を自動的にふるい分けする方法が採用されています。ただそのためには医療機器の精度が十分に信用できることが前提であるのは当然のことです。

受診者の立場

受診者は期待と不安を抱いて健診を受けます。「異常なし」の判定であれば受診者の不安は一気に解消されますが、健診医に「要観察」と判定された場合、受診者はこれからどのようなことに気をつけたらよいのだろうかという不安な気持ちを抱える可能性があります。

経過観察の大切さ

経過を観察することが大切であることは臨床医であれば誰でも認めるところです。その観察期間がいつまでかとなると、もちろん疑う疾患の内容にもよりますが、判定した健診医が判断することになります。受診者に仮に六ヶ月後、あるいは一年後に受診するようにと説明したとすると、その間受診者はずっと不安を抱えたままで生活することになるのです。

誰が経過を観察するのか

健診医の大部分は受診者のかかりつけ医や主治医でないので、病院や診療所の診療医と異なり受診者に対面するのは健診会場や担当する健診日によって変わります。言い換えると「要（経過）観察」と判定した健診医は次回に経過を観察できない可能性が大いにあります。

受診者に不安を抱かせないために

受診者に健康への不安を抱かせたままにしておくことはよいことではありません。前述の通り健診医は必ずしもかかりつけ医や主治医ではない場合があるので、「要観察」と判定された受診者は経過観察期間中にどのような生活をすべきかなどについて誰に相談したらよいのか不安があります。

いっぽう健診医は経過観察の大切さを受診者に説明する以上、次回の健診での結果を知ることは必須であり、また自分の技量を高めるためにも重要なことです。現在の健診業務の流れで、受診者からの信頼度を高めるためには健診医同士で連絡を取り合うことを十分に心がけなければなりません。そのことが受診者に不安を抱かせないばかりでなく、健診への信頼につながります。また、このような健診医と受診者とのつながりには行政側の関与が大きなウェイトを占めます。

この問題を解決するには

まず健診医の技量の向上を図ることが大切です。

次に、現時点で病気を百パーセント解明できる医療機器はありませんので、限りなく医療機器の精度を上げることも必要です。

そして三つ目として、医師同士でコミュニケーションを円滑に行ない、受信者についての情報を共有し合うことが大切です。

健診医は、自分が経過観察と判定した受診者を次回からは受け持てず、経過観察に関われないとわかった場合は、この受診者の何について経過観察を必要としたかをかかかりつけ医や主治医の先生方に報告するとともに、その経過観察の結果を知らせていただくという方法をとることが可能です。

けれども、医師会員でありながら健診地区のかかりつけ医や主治医の先生方と十分な交流がなかったりする医師の場合、経過観察の報告依頼をすることに躊躇してしまうことがあります。受診者の健康を第一に考えるならば、本来そうあってはならないはずです。

そのためには普段から健診医とかかりつけ医や主治医の先生方との交流を密にして、話しやすい関係を築いておくことが大切です。そうすれば健診医は経過観察と判定した結果を、かかりつけ医や主治医の先生方から知ることが可能になり、技量の向上にもつながります。また依頼されたかかりつけ医や主治医の先生方にとってもよい刺激にもなるのではないでしょうか。

受診者の中にはかかりつけ医も主治医も持たない人がおり、「先生、私にはかかりつけ医も主治医もいないので、先生が主治医になってくれませんか」と懇願されることが度々あります。このような人にこれからどのように対応していくのがよいのかが現在の新たな悩みです。

最近の健診事情

地域住民の健診会場では高齢者の受診が多く、山形県も成熟社会であることを実感できます。しかし高齢の夫婦同伴での受診はあまり多くはなく、どちらかと言えば後期高齢女性の受診が目につきます。これは女性の長寿の表れと言えるでしょう。

健診の目的は受診者の糖尿病や高血圧、それに高脂血症などのありふれた疾患を早期に発見し、生活習慣の改善で予防できるように指導することです。しかし最近の健診では少し事情が異なってきて、高齢者に対しては生活習慣の改善の指導より精神的な愁訴への対応が主になりつつあります。そのことに関して実例を紹介します。

かかりつけ医

無秒即祭《むびょうそくさい》さん（七十七歳・女性）が受診されたとき、こう言われました。

「先生にお願いがあります。以前は風邪を引いたりすると近くの開業医の先生にかかっていたのですが、その先生は数年前に亡くなってしまいました。その後体のどこも悪くなったことがなかったので、医者にかかったことはありません。今は年金をもらってひとりで生活していますが、特に困ったことはありませんでした。しかし最近になって心配なことが出てきました。それは私にはかかりつけ医がいませんので、私が死んだときに死亡診断書を書いてもらえる先生がいないのです。先生！　私のかかりつけ医になってくれませんか」

聴診

宗尾店瑠《むねをみせる》さん（七十九歳・女性）が健診会場で介助している看護師に、「先生が胸部を聴診しますから、下着を上げて胸を出して下さい」と言われました。すると宗尾さんは「私の胸は骨と皮だけで、何も視るところはないですよ」と言いながら上半身裸になりました。宗尾さんにとって聴診されることは胸を見られることと意識していたのかもしれません。

認知症

日鳥余狩《ひとりよがり》さん（九十歳・女性）がお嫁さんに介助されながら杖をついてゆっくり診察室に入ってきました。「夕べ何を食べましたか」と尋ねると、日鳥さんは「何だったかなあ、忘れました。一緒について来た嫁に聞いて下さい」と言いました。お嫁さんは笑いながら「おばあちゃんは年金の支給日は全然忘れません。年金の受け取りに郵便局に行くときはひとりで歩いて行きます。それでも毎月病院から認知症のお薬をもらっていますが、おばあちゃんは本当に認知症なんでしょうかね、先生！」

高血圧

宅示威銅鑼射場《タクシードライバー》さん（七十二歳・男性）が受診されたとき、「血圧が高いですね」と言うと、宅示威さんは「年金生活ですが、孫にわずかでも小遣いをやろうと思い働いているのですが、一日中車に乗っているので足腰が弱りました。日中だけの勤務であれば我慢はできるのですが、準夜、深夜勤務は高齢者にはきついです。血圧が高いのはそのためではないですか」と答えました。「いまタクシーのドライバーになりたい人はいないのですか？」と聞くと、宅示威さんはこう言いました。「若い人でタクシーのドライバーになりたい人はあまりいません。その理由は勤務時間が不規則なので共働きの若い人にとっては子育てや、子どもの学校行事への参加などに支障をきたすので勤務時間が規則的な職種を選ぶのです。また特に新婚さんはすれ違い生活になるので離婚の誘因となっているようです。このような状態が続けばタクシーのドライバーは高齢者だけになってしまいます。高齢者のタクシードライバーにとっての高血圧は職業病と言わるようになるかも知れません」

心電図異常

新造不安《しんぞうふあん》さん（七十五歳・男性）からこんな質問がありました。

「先生、相談があります。前回の健診の結果で、心電図の所見の項に『散発性上室性期外収縮』と書いてありました。自分としては全く自覚症状はないのですが、これから日常生活でどのようなことに気をつけたらよいですか」

これに対して私は次のように答えました。

「もともと心臓の病気はなく、本人は症状がなくて健康であれば、何もしないで経過観察で良いと思います。しかしお酒の飲み過ぎ、睡眠不足、疲労、ストレスなどによって悪くなることがあるので、これらのリスクを避けるように心がけてください」

これこそが生活習慣病への予防の指導です。

高齢者の愁訴

高齢受診者の愁訴は内科的疾患より感覚的疾患が主になりつつあります。長く生きていれば感覚器官に障害が出てくることは容易に理解できます。

具体的な症状としては、視力が低下してきた、人の声やテレビの音が聞こえにくくなった、舌で旨味を感じにくくなった、歯肉がやせてきて歯が動くようになりしっかりと噛めなくなってきた、その他爪が割れる、皮膚がカサカサする、頻尿になってきた、尿意を感じると我慢できない、指先がしびれる……などがあります。このような愁訴に対して、健診医が「年だから仕方がありません」と言ってしまうと受診者ががっかりすることは予測できるので、健診医としては少しでも受診者に健康に対して希望を持たせるにはどう説明したらよいか悩むところです。説明するための適切な言葉を選ぶために間を置くと、受診者から「テレビで宣伝しているサプリメントを服用するのはどうですかね」などと質問されることもあります。

このように老化防止・抗老化（anti-aging）の対応は難しいものですが、これからの時代はますます避けて通れない重要な問題です。

外来診療における医師と患者との会話の重要性

健康診査で受診者との会話からの情報

私は一般診療にあまり従事していないので、再来診療の事情についてははっきりとしたことは言えませんが、健康診査で受診者に「かかりつけ医との会話で気になることはありますか」と尋ねると、色々な不満が出てきました。そのなかの代表的な不満を提示したうえで、患者はかかりつけ医に対してなぜこのような不満を抱くのか、そしてかかりつけ医が患者に不満を抱かせないためにはどうしたらよいのか——ということについて私見を述べます。

(1) 十四歳（中学生）

「年に三〜四回風邪をひくので不安になり、小児科の先生に『どうしてこんなに何回も風邪をひくのですか』と聞くと、先生に『それは体質です』と言われました。中学校生活では風邪を引かないようにしたいとの思いから受診したのですが、それに対して何も教えてくれませんでした」

⑵　七十歳（女性）

「右腕に痛みがあり内科医を受診したところ、『歳だから治らない。痛み止めの薬をだします』と言われて帰りました。『年だから』と言われると、それ以上のことについて質問できませんでした。先生からの甘い言葉が欲しくて受診したわけではありませんが、先生には患者の気持ちを理解してほしかったです」

⑶　七十五歳（男性）

「腰が痛いので整形外科を受診したら、すぐにＣＴ検査を受けました。先生は写真を見ながら『骨に異常はないから心配いりません』と言いました。腰が痛いのは骨の異常以外は考えられないのでしょうか」

これらの話の内容から、患者がかかりつけ医の悪口を言っているのではないことがわかります。かかりつけ医は日常診療が多忙なために、十分に患者とコミュニケーションがとれないことに患者の不満があることが推察されます。

患者はかかりつけ医に病気を治してほしくて、また癒やしの言葉がほしくて受診していることを、かかりつけ医に理解してほしいのだということがわかります。

これからの医療

医師の業務は、これまでは感染症などの急性疾患患者を「治す（cure）」ことが大半を占めていましたが、これからは慢性疾患患者の「癒やし（care）」や「管理（manegement）」へと変わりつつあります。

医師と患者のコミュニケーション

内科診断学で最初に教わるのは問診と病歴の聴取です。まず医師の挨拶と自己紹介から始まり、主訴（病苦についての患者の訴え）と現病歴を聴き取ります。患者は色々な訴えを持って外来を受診しますが、上手に苦痛の内容を訴えられない患者もいれば、対話がうまくいかない患者もいます。それを医師が聞いて診断に結びつけるにはかなりの時間と努力を要します。

医師と患者の会話はなぜ重要か

医療情報については、健康に関する本やインターネットなどでいつでも誰でも調べることができるようになったので、患者は自分にとってどの情報が正しいのかを確かめることが重要になりました。かかりつけ医は適切な情報を、理解しやすい言葉で患者やその家族に伝える責務があります。そのためにかかりつけ医には患者との信頼関係を保つことと、患者への情報提供の重要性がさらに増してきています。

患者に誤解を与えないように話すには

医師と患者との間で正確なコミュニケーションをとることは、互いの立場や情報のずれが大きいために難しいのは事実です。コミュニケーションの手段として言葉が主であり、医師は患者に医学的に正しいことを、誠心誠意を持って話せばわかってもらえるはずであるという期待で一方的に話ししがちです。医師は患者に話す前に患者の訴えを十分に聴いて患者を受容することが大事です。それを怠ると患者との信頼関係が成り立たないことがしばしば起こり得ます。

医師が患者に話をする際に気をつけなければならないことは、できるだけ専門用語や業界用語を使わずに、患者が理解できる平易な言葉で説明するように心がけることです。医師が患者に説明するとき、その言葉は音として患者に伝わったとしても、その言葉の持つ意味やそこから患者がイメージするものは、医師とは大きく違っている可能性が高いことがあります。患者の理解能力は千差万別なので、患者が理解した内容を医師が根気良く確認することが大切です。

例えば医師が説明した後で、患者がどのように理解できたかを具体的に職員や家族を通して確認することも必要になってきます。患者が医師の説明にうなずいているからといって安心はできません。医師の声が小さすぎたり、話す口調が早すぎたりして、言葉自体が聞き取れずに仕方なくうなずいている患者もいます。お年寄りや補聴器をつけている患者などとの会話では、聞こえにくかったら近寄ったり、はっきりした声でゆっくり話すように心がけることです。また筆談などの配慮をすると伝わりやすくなるだけでなく、患者の信頼や安心感を得ることにもつながります。また積極的に「聞こえますか?」、「理解できましたか?」と問いかけてみるのもよいことです。

患者の医師への不信感の要因

問題が生じるのは再来の患者との会話にあるようです。患者は聞きたいことがあってもかかりつけ医が目をあわせてくれないので、忙しそうだからと遠慮してしまい、十分に会話をせずに終わってしまうこともめずらしくありません。患者との会話には重要な医療情報が含まれる場合もあるので、患者との応対においてかかりつけ医は患者の目を見て話すとともに、じっくりと患者の話に耳を傾けることが大切です。

会話をしていて齟齬《そご》があると患者はかかりつけ医に対して不信感をもってしまいます。その不信感の結果として、例えば処方された薬を患者は服用していないにもかかわらず、「服用した」とかかりつけ医師に嘘を言ってその場をごまかすことがあります。患者がお薬を服用しない理由は、服用しても症状が軽減しないと感じたり、投薬された薬が多種類のためこんなに服用してもよいのかと、自分で勝手に判断して減らして服用しているからだと考えられます。

また患者はかかりつけ医から自分の気にしていることや欠点などをズバリと指摘されると、「あの先生に診察を受けるのはイヤだ」と思ってかかりつけ医を替えてしまうことがあります。これはお互いに不幸な結果です。とどのつまり患者はかかりつけ医の説明に納得がいかないと自分で悩み、かかりつけ医に対して不信感を抱いてしまい、次回からの受診を一方的に放棄し、患者自身が納得のいく説明を求めて、いわゆる慢性疾患難民となり病院や医院あさりをすることになるのです。

逆に、患者はかかりつけ医が自分の訴えに共感を示してくれると「この病院に来れば先生は話を聞いてくれる」、「先生の説明が丁寧で分かりやすい」と安心し信頼が増し、やさしさや親しみを感じるようになります。その結果、患者には自分のかかりつけ医に対し、「自分が生きている間は再受診したい」とか、「家族や友人にも紹介したい」という思いが生まれることにつながることになるのだと思います。

「不全」とは何か

医療の現場で日常用いられている疾患の状態をあらわす言葉に「不全」という表現があります。その「不全」がつく主な疾患の状態について検討してみました。

腎不全

腎臓の機能が低下して正常に働かなくなった状態のことで、正常時の三十%を下回り、それに伴い体内において異常を呈している状態。

呼吸不全

ひとつの疾患ではなく、さまざまな疾患の結果として呼吸器の機能の低下が起き、十分な酸素を臓器に送れなくなった状態、あるいは動脈血酸素飽和度が異常な値を示し、そのために生体が正常に働かなくなった状態。

心不全
心臓のポンプとしての働きが低下して、全身の臓器に必要な血液量を送ることができなくなった状態。

冠状動脈不全
冠状動脈が心筋の必要とする血液（酸素）量を供給できなくなった状態。

肝不全
肝臓の合成機能や代謝機能などの各生理機能が病的に低下し、肝臓の役目を果たせなくなった状態。

多臓器不全
肝臓や腎臓、肺など生命の維持に欠かすことのできない重要な臓器が、同時あるいは連続的に機能不全に陥った状態。

免疫不全

先天性、後天性の二つに大別されるが、免疫担当細胞のB細胞・T細胞あるいはマクロファージ系細胞の異常や補体の欠陥などのため、免疫機能に欠損がある状態。

副腎機能不全

副腎の機能が低下あるいは完全に失われた状態。なお副腎機能不全は副腎皮質機能不全をさす。

椎骨脳底動脈循環不全

脳梗塞を伴わない椎骨動脈系の一過性の血流減少が原因と想定される平衡感覚異常や視覚障害の病状を呈する状態。

骨形成不全

先天性の易骨折性・進行性の骨変形などの骨脆弱性を示す病状に加え、さまざまな程度の結合組織の病状を呈する状態。

臼蓋形成不全

大腿骨の先端部を包む骨盤の臼蓋の発育が不完全な状態。

股関節形成不全

股関節形成異常とも呼ばれ、寛骨および大腿骨の発育異常の状態。

卵巣機能不全

卵巣から分泌されるホルモンバランスの乱れから、月経周期の異常や排卵障害が引き起こされている状態

黄体機能不全

排卵後に子宮内膜を妊娠に適した状態で維持するための黄体ホルモンの分泌が不足している状態。

性腺発育不全

卵巣や精巣の性腺が、胎児発達期に適切に発達しなかった状態。

勃起不全

男性の陰茎の勃起の発現あるいは維持ができないため、満足に性交の行なえない状態。

子宮復古不全

分娩後に子宮は収縮して六週で妊娠前の大きさにもどるが、それが遅れている状態。

胎児発育不全

子宮内の胎児発育が遅れている、あるいは止まってしまい、妊娠週数の基準値に比べて小さい状態。

排尿筋括約筋協調不全

仙髄より上位の脊髄障害による神経因性膀胱において、排尿筋収縮と同時に尿道括約筋の不随意収縮が生じる状態。

鼻咽腔閉鎖機能不全

軟口蓋と咽頭でつくる、のどの奥の空間を鼻咽腔と呼ぶが、この鼻咽腔を閉じることができない状態。

「不全」とは、国語辞典によると、「活動や機能が完全でないこと、また何らかの不具合があって、全体としてうまく働かないこと」とあります。これを踏まえると、医学的な不全とは、臓器や構造が十分に機能しないことと言えます。

臨床の現場で患者に病状を説明する場合に、不全という表現を用いて説明すると患者も納得してくれるようで、不全という表現は大変便利であると感じてきました。そのいっぽうで自分なりに振り返って考えてみると、治療の有無にかかわらず臓器の機能が不全に陥るまでの過程が十分に解明されていないことや、多くの場合どの程度状態が低下した場合を不全と定義するのかがはっきりしないままに用いられてきたという感は否めません。しかし、逆に不全という表現を使わずに患者に病状を説明しようとすると難しい現実に度々遭遇してきました。

異常には器質的と機能的があり、器質的異常があれば大概にして機能的異常を随伴すると考えられますが、器質的異常がなくとも機能的異常は起こり得ます。不全という表現は、概して臓器に器質的異常があり、それに機能的異常が随伴し正常な機能を果たせなくなった状態と考えると理解しやすいと思います。臓器や機能の中に、不全に陥る異常と不全に陥らない異常があると思われますが、この違いはどこにあるのだろうか――ということを解明できれば不全に陥るのを防ぐことは可能と考えます。

「朝から頭が痛い」状態を考える

寝不足でも風邪気味でもないのに朝から頭が痛いことがありました。しかし夕方頃には頭の痛みはなくなり平常に戻ったので、頭の痛みの原因を追及することはありませんでした。

実はこのような経験は過去に何度もありました。数日前にその話を友人にすると、「気象と関係があるのではないですか」と言われました。身体の変化、特に頭が痛いことに気象が関与することはあるかもしれませんが、学問的に解明することは現時点では難しいだろうと思い、これまで深く考えることはありませんでした。

気象とは

気温や気圧の変化など、大気の状態や雨・雪・風・雷など大気の諸現象のことを気象と言います。

中学時代に熱帯低気圧、寒冷前線、西高東低の気圧配置などの気象用語を教わったことを思い出しながらテレビで天気予報を見ていると、気象予報士が天気図を提示しながら気温や気圧から天気の変化を解説していました。昔と違い最近の天気予報は大分信用できるようになりました。しかも一日の天気の変化を午前と午後というような大雑把な分け方ではなく、二時間毎の変化まで伝えてくれるようになりました。

子どもの頃は、ラジオから流れる当てにならない明日の天気予報をからかう気持ちから、友だちみんなで「表ならば晴れ、裏なら雨」などと言っては下駄を飛ばして遊んだものでしたが、今では天気予報は科学的な裏付けにより報じられるようになり、この十年ほどの間の予報の精度の高さには本当に驚かされます。

身体機能の調節

身体機能は、神経系、内分泌系、免疫系によって調節され、これらを脳が統括しています。さらに詳しく言うと、神経系は脳で、内分泌系は脳下垂体で、免疫系は松果体で調節されます。また、神経系は内臓を司る自律神経と運動を司る体性神経から構成されています。さらに自律神経は交感神経と副交感神経から成っていて、両神経の微妙なバランスが身体の調節を左右します。

気象が身体に及ぼす影響

気象が身体にどのような影響を及ぼすのかについて検討しました。その結果、気象が身体に影響を及ぼすメカニズムの詳細については、やはり現時点では不明な点が多いのですが、気圧や気温、それに湿度などの変化に身体が十分に対応しきれないことが、頭が痛いというような愁訴の原因ではないかということは推論されます。

身体の一部である内耳などの気圧を感じるセンサー（受容器）からの信号が脳内の自律神経を賦《ふ》活化させると、自律神経系のバランスは交感神経系が優位となり、それがストレス刺激となってさまざまな愁訴を惹起するのではないかと考えられます。このことについてもう少し詳しく説明すると、自律神経系には交感神経と副交感神経があり、内耳は気圧の変化に敏感なため、気圧が気候の変動で少し変化しただけでも、過剰に脳に情報が伝わり、交感神経と副交感神経のバランスが崩れてしまいます。その結果、交感神経が活発になれば頭が痛くなり、副交感神経が活発になれば体がだるくなったり眠くなったりすると推測されます。

この気象の変化と愁訴と間に何らかの関係があるのではないかと仮説を立てて文献を漁っていると、加地正郎氏の「低気圧が身体の機能に関与する」という論文に出合ったときは大いに感動しました。

皮膚刺激

近年の研究によって、皮膚を軽く刺激することが脳や自律神経に効果をもたらすことが次第にわかってきました。皮膚は「第二の脳」とも言われ、触覚や温度感覚などのさまざまな刺激を感知して脳に伝える、身体最大の感覚器官です。触覚を感知する神経の末端には、センサーという器官がついています。このセンサーが刺激を受け取り、それを脳に伝えているのです。

頭が痛いときに癒すための皮膚刺激

身体に器質的な異常が見当たらないことが前提で、頭が痛いときに癒す療法として耳殻《じかく》を刺激する方法があります。これはまず耳殻の上部にある三角形をした浅いくぼみ（三角窩）の前側を人差し指の腹で挟んで押しもみをします。その後に三角窩を少

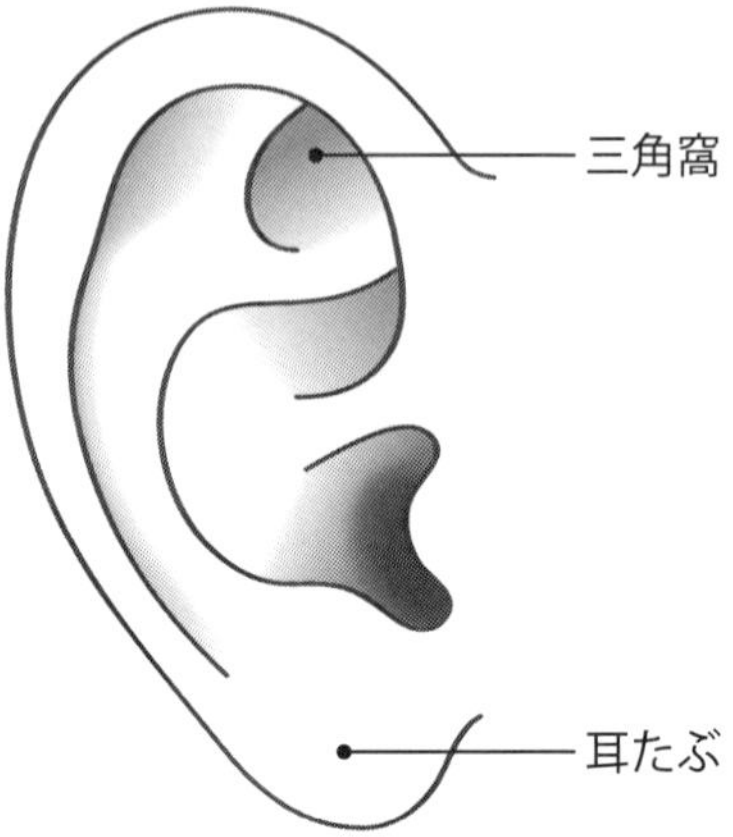

耳殻

し上方に、また耳垂を後下方にほんの少し引っぱります。これを数回繰り返し行ないます。この手技は自律神経系のバランス改善に役立ち、イライラした気分も落ち着かせます。しかしエビデンス（科学的根拠・証拠）が十分ではないためにこれからも研究していかなければなりませんが、試してみる価値は十分にあります。

日常生活で頭痛に悩まされずに気分良く過ごすために

自律神経系のバランスを整える生活を心がけることが大切になります。

具体的には、日常生活では朝食を必ず摂り、適度な運動で体を動かすことです。言い換えると、体に優しい環境を作ることが大切であると言えそうです。

誰もがリラックスできる環境を自分の周り作ることができます。いっぽうでは自分歴で日常生活を振り返ると、それぞれの年代や職場環境などで多少の違いはありますが、ストレスは常にありました。

些細なことをストレスと感じて悩むか、それとも特別に気に留めずにやり過ごしてしまうかはその人の性格にもよるでしょうから一概に決めつけることはできませんが、いずれにしても人が性格を変えることは難しいので、ストレスによる症状としての頭痛であれば、それを改善するように試みればよいのではないでしょうか。

アンチエイジングへの取り組み

一九五五年から二〇〇五年までの五十年間で、日本人の平均寿命は男性で十五年、女性で十八年延伸しました。この延伸傾向は現在も続いているので、人生百年時代の到来は夢ではなくなりつつあります。そうなると日本人にアンチエイジング（抗老化）への関心が高まるのは当然の成り行きです。

中高年者へ老化についての質問

中高年者に「どんなときに老化を感じますか」との質問に対して、次のような回答がありました。

・物忘れが多くなった
・皮膚のシワ、たるみ、くすみなどが目につくようになった
・白髪や抜け毛が多くなった

・膝が痛くて遠くまで歩けなくなった
・物が見えにくくなった
・テレビの音量が大きくなった
・酒量が減った
・排尿回数の頻度が多くなった
・精力が減退してきた
・飲み込むときむせることが多くなった
・睡眠不足をすると翌日の疲れがひどくなった

エイジング（aging）とは

エイジングは日本語では「加齢」あるいは「老化」と訳されています。加齢とは人が生まれてから死ぬまでの時間の経過、すなわち暦年齢（実年齢）のことであり、いっぽう老化とは成長期（性成熟期）以降にすべての人に起こる加齢にともなう生理機能の低下のことであると理解されます。

人為的に加齢と死を止めることはできませんが、老化を遅らせることはできます。

したがって日本語では加齢と老化は同一ではありません。

古くから人は不老長寿を望んできました。そのことはつまり、人間である以上は一年で一歳年を取る加齢現象を避けることはできませんが、加齢にともなう生理機能の低下という老化現象を遅らせることはできないかと望み続けてきたということです。

現実的に加齢により身体の機能は衰えていきます。それは年齢の増加に伴う変化であり、加齢とともに細胞の再生補充が次第に減少してくるために生理機能や身体の維持能力が低下してくると考えられます。言い換えると、人は成長後に、加齢にともない細胞や組織の機能が低下し、やがて死に至るということです。老化のメカニズムはまだ十分には解明されていませんが、細胞機能の低下や免疫力の低下、その他ホルモンレベルの低下によるものだと考えられています。

アンチエイジング（Antiaging／抗老化）とは

アンチエイジングは加齢による身体の色々な機能低下を少しでも遅らせたい、軽くしたり、あるいはいつまでも若くありたいなどという願望から研究が始まりました。

いつまでも若くありたいと願うということは、加齢による症状、具体的には中年以降に出現する骨粗鬆症、更年期障害、皮膚老化、老眼、難聴、歯の消失などを予防したい、あるいは軽くしたいということです。

アンチエイジングという言葉が最初に使われたのは美容の領域でした。最近では健康・医療の領域で研究が進み、アンチエイジング医学も確立されつつあります。その目的は健康維持のために積極的に老化の予防、加齢に伴う動脈硬化やがんの発症確率を下げ、健康長寿を目指すことです。

老化度の判定

老化度の判定は、筋肉年齢、血管年齢、骨年齢、神経年齢、ホルモン年齢について暦年齢と比較して判定します。最良の健康状態の基準値は未だ確立されてはいませんので、暫定的に暦年齢が三十歳時のデータを基準値として代用し、暦年齢の七十パーセント程度であればよいとされています。

抗老化の究極の目的

加齢に同期しないで若さをいつまでも続けることが人間社会にとってよいことであ

るかどうかを論じることは差し控えますが、抗老化の究極の目的は、老年期の疾病の予防、社会への積極的な参加など日々の生活の充実、体力の維持、そして認知症とは疎遠の判断力の維持などであると言えます。

抗老化への指導と治療

『アンチエイジング医学の臨床』には、(一) 生活療法としては栄養・運動・精神療法、(二) 薬物療法としてはホルモン補充・免疫強化・抗酸化、(三) 特殊療法としては美容・形成外科・皮膚科医療、代替医療などがあります。

今日から気をつけること

抗老化で重要なことは若いときから生活習慣の改善を行なうこと、すなわち生活療法です。具体的には次のようになります。

(1) 朝食を毎日とること、毎回の食事で食べ過ぎをしない・飲み過ぎをしないこと、それに食生活の改善に気を遣うことです。日常の食生活において無意識に食べている食品の中にも抗老化に間接的に関与する食材もありますが、やはり抗老化に効果のある食材を積極的に摂るように心がけることが大切です。しかしそれらの食材をどれくらいの量を摂取すべきかについては、今のところ不明な面もあります。

(2) 筋肉が衰えると姿勢は悪くなり、お腹が出てきますが、これに対しては速度を早めて歩くようにしたり、時々つま先立ち歩きなどを取り入れたりして筋肉の老化を抑制することが大切です。

(3) 血管が衰えると血管は硬く、厚く、狭くなります。これに対するためには、十分な呼吸を確保しながらできるウォーキングのような有酸素運動を毎日行なうとともに、喫煙者は禁煙を心がけ、また食物繊維を積極的に摂るように気を配りましょう。

(4) 骨に適度の刺激を与える運動や有酸素運動をします。

(5) レム[*]睡眠とノンレム睡眠が適正に保たれている睡眠に心がけます。

(6) 適正な体重を保つようにします。

(7) 加齢とともに体内の水分は減少するので、いつでも十分な水分量を保つように心がけます。

(8) 日々の暮らしにおいて健全で調和のとれた精神活動、すなわち「心」の安定を図ることを心がけましょう。

まとめ

アンチエイジングへの第一歩は、今からでもすぐに食生活・運動・精神活動を中心とした生活習慣の改善を始めることです

荒川先生語録

佐藤彰先生は大正七年に東北帝国大学医科大学の初代教授に就任され、血液学の研究で多大な功績を収められ、と同時に童画入りのユニークな教科書『具体的小児科学』（南山堂書店、昭和五年発行）を上梓され、「ＮＭ」を考案されました。ＮＭとは「Notwendigkeit Minimum（最小必要な事項）のことで、小児科臨床で必要最小限の知識のことと理解されます。

荒川雅男先生は、昭和十二年東北帝国大学医学部を卒業後、直ちに東北帝大小児科学教室に入局し、佐藤彰教授に師事しました。昭和二十二年青森医専教授として、次いで弘前大の第二代教授として昭和三十五年まで勤められました。（『艮陵百二十年史』

＊　レム睡眠とは睡眠中の状態のひとつで、身体は骨格筋が弛緩して休息状態にあるが、脳は覚醒状態にあり眼球だけは急速に運動している。このときは夢を見ていることが多い。

〈平成十年〉より）

荒川先生は弘前大学在職中に風土病「シビ・ガッチャキ」の研究に取り組み、同病がビタミンB2および蛋白質欠乏に基づく栄養障害であることを明らかにしました。また臨床面では医局員に診断や治療のノウハウを丁寧に教えてくださったことから、医局員からは〝荒川オヤジ〟と尊敬の念を持って慕われました。

そんな荒川先生は、恩師の佐藤彰教授が考案されたNMを津軽地方で応用できるように一部を改変して学生に講義されたらしいとのことでした。このNMは当時講義係を担当した医局員に大好評で、しだいに新入医局員の必携のメモ帳となり、その後は「荒川語録」として語り継がれていきました。

私は昭和四十四年に弘前大学医学部の小児科学教室（当時の主任は泉幸雄教授）に入局しました。入局当時の医局は二十数名の小所帯でした。入局間もなく先輩の先生から「荒川語録」なるものを聞かされました。私が入局したときには荒川教授の門下生は一人も残っていませんでした。すでに開業された方が六人で、おひとりは市中病院に勤務されていました。そのため私は「荒川語録」なるものを荒川教授の門下生から直接聞いたことはなく、全て又聞きでした。それでもいつかは荒川教授の門下生から「荒川語録」をお聞きしたいと思っていましたが、残念なことにすでに五人の方は他界され、残りのおふたりも認知症で施設に入所されてしまいました。そのため今となっては「荒川語録」の真偽の程は定かではありませんが、このまま闇に放ってしまうのはいかがなものかなと思う気持ちが強くなっていきました。

荒川先生が在職していた昭和二十二年から昭和三十五年はまさに戦後の日本の復興期にあたり、特に津軽地方は生活環境も衛生環境も劣悪で子どもの成長に十分な手当や見守りが行き届かなかった時代でした。このような状況下で荒川先生が医局員の教育に情熱を傾けてくれたことが、少なくとも青森県の小児医療の礎になったことは間違いありません。

私が入局した昭和四十四年になると食糧事情もよくなり、栄養障害によるいわゆる「シビ・ガッチャキ」はありませんでした。したがって子どもが罹患する病気は栄養障害から感染症に変化が見られ、その当時に指導を受けた教訓の全てをそのまま踏襲できるかどうかはわかりませんし、実際問題、抗生物質の開発が急速になされたことも影響しているはずです。しかし今でも十分に荒川先生の教えは参考になると思われるものもあるので、先輩から又聞きした記憶を元にいくつか紹介します。

(1)「春先に幼児が足の痛みを訴えたら骨髄炎（急性化膿性骨髄炎／osteomyelitis）を疑いなさい」

新生児期から学童期の子どもは、骨の成長が活発化する春先に血流が豊富になります。そのとき扁桃腺や尿路などに感染巣があると細菌が血液を介して骨髄に到達することがあります。症状は悪寒、高熱、足（好発部位は大腿骨、頸骨、上腕骨、橈骨の中間部）は腫れて、しかも疼痛がひどく、小さな子どもは足を動かすことができなくなります。最初は骨髄の蜂巣織炎の形で炎症が始まりますが、やがて膿がたまり始めると、骨質を貫いているハーバース管を通って化膿が骨外に拡大し、骨膜下に膿がたまります。そして骨質や骨膜の他に周辺の皮膚にも炎症が波及して発赤、腫脹、疼痛、発熱が見られるようになります。

(2)「子どものクル病は春になると治る」

クル病は、乳幼児の成長期にカルシウムが骨に沈着せずに軟らかい骨様組織が増加している状態で、多くの場合は骨の成長障害および骨格や軟骨部の変形を伴います。

症状はO脚、肋骨念珠、鳩胸、低身長などで主に健診で指摘されます。

原因はビタミンDと関係します。乳幼児は紫外線を浴びることによって刺激を受けたコレステロールが体内でビタミンDを生成します。かつて津軽地方では、日照時間が短い冬の間に、子どもは家の中でいずめこ（飯詰籠）に入れられ外に出ることはなかったのでビタミンD不足が生じました。春になると太陽がサンサンと照り紫外線を発するので、日光浴をさせるとクル病は改善しました。

(3)「夏に幼児が下痢、嘔吐、発熱、けいれんがあれば疫痢を疑いなさい」

疫痢は細菌性赤痢の重症型で、細菌性赤痢の一病型です。三〜六歳頃の幼児に見られ、急に発熱、嘔吐、けいれんなどの症状を呈し、顔面蒼白となり、やがて意識障害をもたらします。抗生物質が十分になかった時代は死に至るケースも決してめずらしくありませんでした。

かつては疫痢にかかった乳幼児は短時間であっという間に死亡してしまう例が多かったので、乳幼児の命を奪う病気として恐れられていました。しかし昭和三十九年以降になるとほとんど見られなくなりました。これは衛生環境の改善や抗生物質の開発によるものと推察されます。

(4)「柿が色着いた頃に子どもがお腹が痛くなったら、腸重積を疑いなさい」

津軽で柿が色づく晩秋に生後六ヶ月前後の離乳期から二歳くらいまでの子どもで、風邪の症状が先に現れる場合もありますが、何の前ぶれもなく急にぐったりしてお腹が痛いと訴えたら、まず腸重積（invagination）を疑います。この病気は男児の発症率は女児の約二倍と言われています。

症状の特徴は、最初数分間激しい痛みがあった後、十五〜二十分間ほどいったん痛みがおさまり、再び痛みがあらわれます。その後は痛みとおさまる時間の間隔が徐々に短くなりながら繰り返し、最後はぐったりします。いっぽうで腸管の通過障害のため嘔吐の症状も起こり、時間の経過とともに回数が増えていきます。吐物は初めは胃の内容物ですが、症状が進行すると胆汁を含んだ黄色い液になります。

なぜ腸重積が秋に発症するのかについては、秋にはアデノウイルスやロタウイルスなどのウイルス感染が横行し、これらのウイルスが腸管のリンパ組織を肥大させることが一つの原因と考えられています。

(5)「子どもが急に機嫌が悪くなったら〝穴を診ろ〟」

乳児が急に機嫌が悪くなったときは、まず空腹かどうかをチェックし、その後に裸にして発疹や虫刺されなどの有無を調べます。そして次に「穴」を診ます。穴とは、目、耳、鼻、口、おへそ、おちんちん、お尻です。穴には中耳炎、副鼻腔炎、口内炎、臍炎、尿路感染症などの炎症が隠されていることがあるのです。

(6)「任せなさい」

戦後しばらくは青森県では小児科医が極端に少ない状況でした。そのいっぽうで子どもを大学病院に受診させる家庭はエリート家庭であったようです。一般的な家庭では、大学病院には容態がかなり悪化してから受診させるのが普通のようでした。

あるとき、ある母親が藁にもすがる思いで、荒川教授に「子どもをなんとか助けてください」と懇願したそうです。すると荒川先生は「お母さん任せなさい」と即答されたそうです。母親はその一言で感涙し、「ありがとうございます。よろしくお願いします」と言ったそうです。

このときの荒川先生のエピソードは、小児科では母親を安心させることは非常に大事なことであるということを教室員に教えてくれました。

自治体病院の cost benefit（費用便益）

自治体病院は誰のためにあるのか

ある住民が町長に、息子に嫁をもらおうとしたら相手方に「病院もない町では安心して子どもを産めないので嫁に行かせられない」と断られたことがきっかけで、「自分の町に病院が欲しい」と直訴したという実話があります。

首長や町会議員の選挙のとき、候補者のほとんどが有権者に「わが町の医療の充実を図ります」と訴えます。「わが町には医療機関は不要です」などと言ったら必ず落選でしょう。

町民にとって自分の町に病院があることは、生活していくうえで大きな安心感を抱くことができるので、地元に充実した病院が欲しいと要求するのは当然のことです。

自治体の財政事情

これまで病院は長い間赤字経営を余儀なくされてきましたが、自治体からの大幅な財政援助でどうにか存続してきました。しかし近年多くの自治体そのものが財政的な余裕を失ってしまったため財政赤字の縮減に努めざるを得ない状態になりました。そのため自治体病院への財政的援助はままならない事態に陥ってしまったのです。

このような状況下で住民の健康を守るために自治体病院をどうするかは、首長の判断に委ねられています。考え方には二つあります。一つはどんなに自治体の財政が苦しくなっても住民の健康を守るために病院を存続させる。もう一つは自前の病院を廃止、あるいは一部は診療所化して重装備を必要とする医療は近隣の病院に依存するという道です。

病院における医療サービス（医療の質）とは

(1) 病院施設・設備の充実、医師や看護師等の医療従事者の充足

患者が十分な治療を受け、回復し元気で働くことができるようになるには施設や設備、いわゆるハード面の整備が必要です。また当然のことながら毎日診療に携わる医療従事者の充足は一番重要です。

(2)　レベルの高い診断・治療
僻地に住んでいても、都会に住んでいても、誰にでも平等に、必要かつ十分な医療を受ける権利があります。
(3)　健康維持
住民が日常生活を健康で過ごすためには、住民を対象とした住民健診や予防医療の啓蒙活動を積極的に実施することが必要です。

医療サービスについて少なくともこれら三項目を満たすことができれば患者や住民に満足していただけます。そのようにするために病院運営はどうあるべきかをさらに検討してみました。

自治体による病院運営のメリットとデメリット

(1)　自前で病院を運営した場合
メリット①　患者の自宅から病院までの距離が短いので交通費の負担が軽い
自分の住む町に病院があるので比較的気軽に受診できる。

メリット②　地元の町に病院があることは生活するうえで大きな安心感につながる
デメリット①　自治体の財政的負担が大きくなる
病院運営には高額の財政負担が課せられ、負担の一部を住民が税金という形で負うことになります。
デメリット②　医療の質を十分に保つことが困難である
前段で述べたように自治体からの財政負担が十分でなければ、病院は患者に十分な医療を施すことが困難になる。

(2)　医療を近隣の病院に依存した場合
メリット①　自前の病院はないので自治体として財政的負担は軽い
病院運営に必要な施設や設備への投資をしなくてもよい。
デメリット①　依存された病院では患者の収容数が依存されていないときより多くなるので、医療従事者の診療時間が長くなり、過剰労働になる可能性がある
デメリット②　患者の外来での待ち時間が長くなる。

デメリット③　依存された病院の医療サービス（医療の質）の低下を招きかねない

デメリット④　患者の居住場所から病院までの距離は遠くなるので、交通費の負担が重くなる

考　察

現実問題として住民が満足できる医療、言い換えると高度な医療サービス（high return）を受けようとするならば、高額の納税（high risk）を覚悟しなければなりません。逆に不満足な医療に甘んじる（low return）ならば低額の納税（low risk）でよいのです。

しかし、住民が低額の納税で満足できる医療を望むことは非現実的であることは明らかなので、首長は住民と十分に話し合い、住民の納得を得たうえで自分たちの町の医療をどのようにするかについて方針を決定すべきです。

はっきり言えば、病院運営で財政的な裏付けなしに患者が満足できる医療の質を望むことは困難です。

これからの課題

住民の少子高齢化が進み、地域医療の重要性がますます高まっていく現状においては、自治体病院の存続を単に受診するための交通手段の検討だけで済む問題ではありません。そして財政的に厳しい状況にあるからといって、短絡的に医療サービスの供給を減らしていくのではなく、住民の健康を守るにはどうすることが望ましいのかを慎重に考えていく必要があります。とはいえ、低額の納税では満足な医療を望むための処方箋は見当たりません。

そこで発想を変えて自治体が音頭を取って、町民に病気に罹患させないような啓蒙運動を実施してはどうでしょうか。まず町民に〝自分の健康は自分が守る〟との自覚を促し、自治体が推進する生活習慣病予防やサークル活動に積極的に参加するように勧めてみる。そしてさらに姑息な手段かもしれませんが、予防医学に軸足を置いて、いつでも気軽にできる体を固定して行なう静的運動（static exercise）を推奨することで体力低下を抑制し、加えて食事指導などで認知症の予防するなど健康な町作りにこれまで以上に努めるのがよいのではないでしょうか。

第四章

わがふるさと、山形をめぐる話

村山地方の食文化

炒りたなごめ

昭和四十年代前半頃までの村山地方では、おやつといえば炒りたなごめのことを指しました。

学校から帰るといつも母が作ってくれた「たなごめ」がありました。それを急いで食べて友だちと縄跳びなどをして遊びました。

そんな記憶の中の私の〝おやつ〟も今ではほとんど見かけなくなりました。

その理由は、どの家庭でもごはんを電気炊飯器で炊きあげるようになったため、釜の底にごはんがこびりつくということがなくなったからです。薪でごはんを炊いた昔は釜の底にごはんがこびりついたものでした。そのこびりついたごはんを、お米を粗末にしないという精神から、水洗いして天日に干したもの、また種籾を発芽させ、苗代に蒔いた残りを蒸して陰干しにしたものをたなごめとして保存したのです。

炒りたなごめの作り方は、まずはじめにたなごめを中火で焙烙《ほうろく》を動かしながらむらなくふっくら炒りつけます。次にその炒ったたなごめを、熱いうちに煮汁の鍋に入れて混ぜ合わせます。そしてちょっとさめるまでへらでかき混ぜると、ぱらっとした炒りたなごめになります。煮汁は黒砂糖を刻んで鍋に入れ、醤油と少しの水を加えて煮立てたものです。

「たなごめ」との言い方はどこから来たのだろうかと調べてみたところ、「たねごめ」すなわち「種米」から来ているという説がありました。「たねごめ」と発音しようとすると発音しづらく、「たなごめ」の方が言いやすいとのことから、いつしか「たなごめ」に変化したのだろうという見方です。

豆腐やコンニャクの田楽の由来

旧正月の十五日は小正月で、年神が新しい年の霊力を運ぶ日とされ、一年の農作業が成功裡に終わることを祈るという特別な日です。

村山地方ではその旧正月十五日の夕方に各家庭で囲炉裏《いろり》を囲んで味噌をつけた豆腐やコンニャクの田楽を食べました。なぜ豆腐やコンニャクかというと、豆腐の原料の大豆とコンニャクの原料のコンニャク芋は共に農作物であり、新しい年の農作物の豊穣を祈願して神饌《しんせん》に捧げたことに由来します。

田楽という理由は、拍子木型に切った豆腐やコンニャクを串に刺して焼く、その形が田楽舞に似ていることから田楽の名がついたといわれ、また味噌の匂いを貧乏神は嫌って逃げていくと信じられていました。

いずれにしても新しい年の繁栄と健康の願いをこめた伝統の食なのです。

豆腐の田楽

当日の昼頃から豆腐をガーゼに包んで重石で二十分ほどおいて水けを拭きます。その豆腐を縦四等分に切り、竹串をさして囲炉裏の炭火で焼きます。焼き上がったら味噌、みりん、砂糖を入れてよく混ぜた田楽味噌を両面にぬり焼きあげます。

ちなみに豆腐が焼けたかどうかは自分には見えず、相手方はよく見えます。そのことから「相手のことは見えるが、自分のことは見えない」ことの譬《たと》えに「手前の田楽」と言うのです。

コンニャクの田楽

縦半分にカットしたコンニャクを流水で洗い流した後、沸騰したお湯で三分ほど茹で水を切ります。そしてコンニャクに串を刺し、田楽味噌をつけて食べます。

尾花沢スイカと腰痛

昨年も七月中旬に甘くて美味しい尾花沢スイカを買い求めました。

以前から私は、なぜ尾花沢産ブランドのスイカは他のブランドと比較して美味しいのだろうかと不思議に思っていました。少し調べてみると、このブランドを取得するまでには尾花沢農協が中心になり、たいへんな努力がなされた結果であるとの記録がありました。福原地区から始まり昭和三十五年以降は荻袋開拓地区、西野々、芦沢、二藤袋地区でも売れるスイカを目指して品質管理を徹底した結果、「尾花沢スイカ」のブランドを取得し全国に出荷するまでに至ったのです。

ちなみに都道府県別のスイカの収穫量で山形県は、一位の熊本県、二位の千葉県に続き三位で、その山形県内ではほとんどが尾花沢スイカです。


私は約十年前から県内の主な市町村の住民健診に携わってきましたが、尾花沢の住民健診において、農家の高齢の女性のほとんどの方が腰痛を訴え、腰曲がりが多いことに加えて腰用のコルセットを巻いている女性が多いことに気がつきました。腰の曲がる原因として「筋肉」「骨」「神経」の三つのいずれか、もしくは複数に何かしらの関与が挙げられます。高齢になると骨や神経に異常がなくても背中、腰、腹の筋肉が衰えてしまうことで腰が曲がってしまうのです。特に高齢の女性の場合は骨粗しょう症が発症して、腰が曲がることがあります。また高齢になって脊髄変性症が発症すると、歩行時に痺れや痛みが生じます。その痛みや痺れは腰を曲げると和らぐので、徐々に腰が曲がっていってしまうのです。

他の市町村でも腰が曲がっている高齢者の女性は多くいますが、尾花沢はダントツです。

この原因として昭和四十年代に、当時三十〜四十歳代の農家の女性が春にスイカの苗植えから始まり、夏には重いスイカの収穫・運搬で腰を酷使したためではないかと推察されます。もしこれが事実だとすれば腰の筋肉へかなりの負担が関与したことが推察されます。すなわち尾花沢スイカの生産・収穫の陰には農家の女性の過酷なまでの腰への負担があったのではないかということです。これは看過することはできません。

最近では、消費者は小玉のスイカを好むようになりつつあるようですし、運搬の動力化も進み以前ほど腰の筋肉への負担は少なくなったようなので、これから高齢化する女性の腰痛者は少なくなるでしょう。しかしスイカ生産者にとって腰痛の予防は今後も一番望まれるところです。そのためには収穫の季節だけではなく、一年を通して腰痛の予防体操を地区の保健師さんらが関わり、これまで以上に積極的に実施していくのが最良の方法ではないでしょうか。

山形県のこれから――〈その一〉古道の整備

平成になった頃から日本でも青年層から高齢者層まで幅広い世代で、山や湿原など大自然の地を二時間以上の長い時間をかけ歩いて楽しむ、いわゆるトレッキング（trekking）が盛んになってきました。

山形県内でトレッキングに相応しいところとしては、山岳信仰の参詣者で賑わった六十里越街道、芭蕉が歩いたいわゆる奥の細道、歴史街道としての越後米沢街道などの古道（昔の交通路）があります。最近になってこれらの古道が「歩くための道」、いわゆるトレイル（trail）として整備されてきました。しかしトレッキングを楽しむ多くの人に山形県内の古道の良さを実感していただくためにはまだまだ不十分です。そこで良さを実感していただくために今後どのような工夫が必要かを述べたいと思います。

なお私はこれらの古道の一部のトレイルしかトレッキングの経験がないので、トレッキング未経験の古道のトレイルについてはインストラクター（指導員）から状況を聞いたり、案内書を参考にさせていただきました。

六十里越街道

庄内と内陸を結ぶ「六十里越街道」は、一二〇〇年前の古代から開かれたと伝えられています。室町・江戸時代には山岳信仰が盛んになり湯殿山を目指した参詣者で賑わうようになりました。鶴岡から松根〜十王峠〜大網〜田麦俣〜湯殿山〜大岫峠〜志津〜本道寺〜寒河江〜山形に至る道路でした。今はさまざまなブナ林の中をトレッキングできます。六十里越街道を一度に全部歩くには時間がかかりすぎるので、時間と体力を勘案して相応しい個所を挙げると次のようなコースが推奨されています。

(1)　田麦俣〜弘法茶屋跡〜馬立〜細越峠〜笹小屋跡〜湯殿山参籠所

全行程約八キロの距離ですが標高差が六六〇メートルあるので、上りコースでは約五時間はかかります。田麦俣には兜つくりの多層民家があります。弘法茶屋跡には弘法大師供養塔があり、田麦俣の集落が眺められます。細越峠は標高約九〇〇メートルで峠の頂上にはブナ林に囲まれた広場があり、背後には湯殿山が見えます。笹小屋跡には石囲いの水たまりがありますが、それが何に使用されたのかは不明です。馬立は荷物の積みおろしをした場所です。

(2)　七ツ滝〜独鈷《どっこ》茶屋跡〜大堀抜《おほのぎ》〜細越峠〜湯殿山神社本宮

全行程約九キロの距離ですがこちらも標高差が六六〇メートルあるので、上りコースでは約五時間かかります。七ツ滝には駐車場があり、独鈷茶屋跡には独鈷清水があります。夏は樹木の茂みで七ツ滝は見えませんが、落葉の季節には七つの筋の滝がはっきり見えます。大堀抜は尾根近くの道を掘り抜いた区間で緑のトンネルが楽しめます。

(3)　湯殿山料金所〜大岫《おおくぎ》峠〜田代沢〜焼山尾根〜志津温泉〜志津口留番所跡

全行程約九キロの距離ですが標高差が約四三〇メートルあるので上りコースでは約七時間かかります。かつて大岫峠は庄内領と最上領の境でした。田代沢は水深五〜十五センチなので渡るのに支障はありません。

（トイレがあるところは民宿田麦荘、湯殿山直売所、独鈷茶屋跡付近の千手ブナ、細越峠、湯殿山参籠所です。食事ができるところは民宿田麦荘、湯殿山直売所です。）

奥の細道

俳人の松尾芭蕉は門人の曾良とともに、約一五〇日間かけて東北・北陸を巡る延べ二三五〇キロの旅に出ました。これが「おくのほそ道」行脚です。山形県内では境田（堺田）に一歩を踏み入れ、山刀伐峠を越えて尾花沢～山寺～大石田～新庄～羽黒～鶴岡～酒田～象潟～大山～温海～鼠ヶ関から越後路に抜けました。

(1)　山刀伐峠

「おくのほそ道」行脚の中でも最大の難所として登場するのが山刀伐峠《なたぎりとうげ》です。山刀伐峠は、最上町と尾花沢市を結ぶ峠のひとつです。標高は四七〇メートルで、尾花沢市側は比較的なだらかな地形ですが、最上町側は急峻です。当時は道なき道の昼なお暗い原生林に山賊が出没するといううわさがあった程の危険な場所だったようですが、近年になって芭蕉が越えた峠路は歴史の道として保存整備され散策路となっています。

尾花沢市側には広い駐車場があり、駐車場から頂上までは約五十分で着きます。頂上付近には、『高山森々として一鳥声きかず　木の下闇茂りあひて　夜行くがごとし　雲端《うんたん》につちふる心地して　篠の中踏分々々　水をわたり　岩につまずいて　肌につめたき汗を流して　最上の庄に出づ』と刻された「奥の細道山刀伐峠」の石碑が建っています。近くにはベンチや四阿《あずまや》もあり、鬱蒼としたブナの原生林を眺めながら一休みできます。ここから山刀伐峠の頂上を経て、峠の反対側（最上町）へ至るまでは約六キロあり、旧街道を利用した歩道が整備されています。

(2)　猿羽根峠

毒沢から標高一五〇メートルの猿羽根山の峠越えです。猿羽根山の山頂では南に毒沢、最上川が見下ろされ、遠くに葉山、万年雪の月山を仰ぐことができます。北に向かえば遠くに出羽富士と呼ばれる鳥海山を望むまさに絶景の峠道です。出羽路旅行を望まれる人にはぜひ訪れて往古に思いを馳せてもらいたいのですが、この峠道は現在半ば廃道化してほとんど現存していません。

越後米沢街道

米沢から小松（川西町）～松原～手ノ子（飯豊町）～沼沢～白子沢～市野々～黒沢～小国～足野水～玉川（小国町）を経て越後へ向かう約七十キロメートルの中山間地の旧街道です。この中に十三の峠が存在することから「十三峠」（諏訪峠、宇津峠、大久保峠、才ノ頭峠、桜峠、黒沢峠、貝渕峠、高鼻峠、朴ノ木峠、萱野峠、大里峠、榎峠、鷹巣峠）とも呼ばれるようになりました。その中でも市野々と黒沢の間にある黒沢峠は三キロ余の敷石道が残されていて、当時の歴史や文化を想像させてくれます。宇津峠は十三峠でも最大の峠で、飯豊町と小国町の境にあり、最上川水系と荒川水系の分水嶺です。

朴ノ木峠は眺望が良く、林道も整備されているため車で行くことができます。峠を越えると足野水に一旦下り、再び萱野峠を越えて玉川の集落へ向かいます。玉川からは大里峠を越えて越後に入ります。その途中で荒川と横川の合流点から荒川と玉川の合流点にかけての渓谷は「赤芝峡」と呼ばれ、天下に名高い紅葉の名所です。

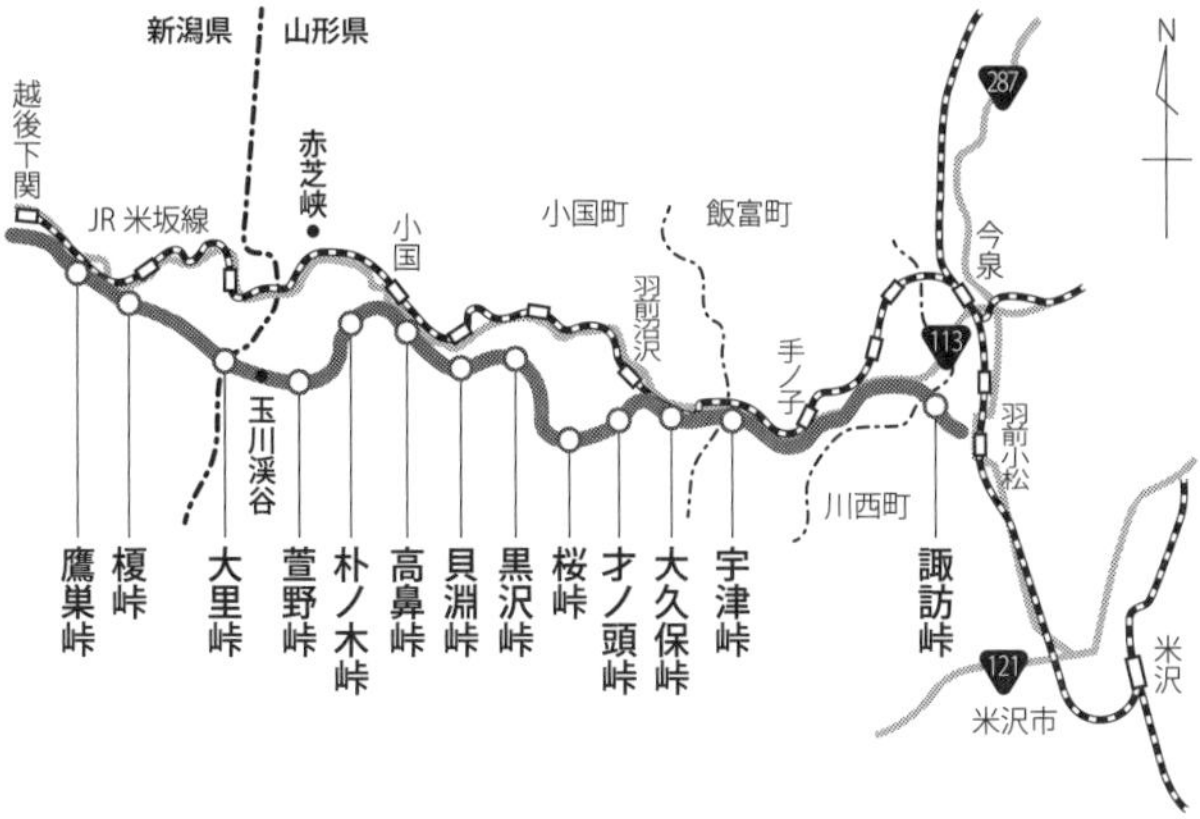

越後米沢街道

(1)　黒沢峠

標高四二六メートルで十三峠のほぼ中間に位置し、峠道は約二・七キロで現在は頂上付近から黒沢地区方面へ三六〇〇段の敷石があります。これは地元の住民が「黒沢峠敷石道保存会」を設立し、その保存活動の一環として旧道が廃れた後に当時の敷石を復元させたもので大変な熱意が感じられます。現在も黒沢峠には石畳の他に「石切場」、「座頭転び」、「一里塚」、「古屋敷（茶屋跡）」、「石碑」などの遺構が見られ、小国町指定史跡に指定されています。トイレ、休憩所、水飲み場はあります。

(2)　大里峠

標高四七八メートルで、峠道は四・六キロです。視界の良い時は頂上から日本海が見えます。この峠が事実上の国境線で、現在でも峠を境にして山形県と新潟県に分けられています。

これからの課題

現代人にとって往時を偲び、古の人が歩いた路を踏破することはロマンを感じることでしょう。

山形県には沢山の古道が残されていますが、その中には未整備の個所が多数あります。「おくのほそ道」は山形県民の遺産だけではなく、日本の遺産です。山形県として先ず手がけるべきことは猿羽根峠《さばねとうげ》の整備です。猿羽根峠と山刀伐峠を一緒にトレッキングできれば芭蕉になったような気分になるでしょう。

ここに掲げたどの古道も駐車場、休憩所、トイレの数は少なく、あっても簡便的で気持ちよく使用できるとは言えません。この古道を何回もトレッキングしたくなると思わせるように整備をすることが重要です。またインバウンド（訪日外国人旅行者）のためには外国語の併記の案内板が必須です。これらの中で一番大切なことは自然環境を最大限に残して整備することです。これを実施するには地域の住民の意見を十分に聞きながら、県が先頭に立って進めるべきです。

山形県のこれから――〈その二〉郷土料理

郷土料理とは、地方の特色ある料理、田舎を感じさせる料理のことを言います。さらに詳しく言えば、各地方（地域）で採れた食材をその地域に住む人が上手に工夫して調理した、他に見られない独特のもので、それぞれの気候風土にあった田舎を感じさせる料理のことです。家庭料理と重なるところもあり、「ふるさと料理」と言われることもあります。

特徴としては、歴史や文化、あるいは食生活とともに受けつがれてきた点があげられます。郷土料理には様々な理由に伴う地域色が色濃くあらわれます。気候風土や地理的条件によって得られる食材や調味料に制約されることが影響し、また保存方法の違いによっても利用できる食材が異なることがあります。

郷土料理は人生に関与する

長らく米国で生活してきた七十歳の弟の正次さんが経口摂取できなくなった五歳上の兄・健太郎さんを病床に見舞ったとき、子どもの頃に食べた食べ物のことが話題になりました。兄の健太郎さんが「母親が調理してくれた青菜漬けの葉っぱの部分に打ち豆を加えて煮付けた味が忘れられない。できたら今食べたい……」と言ったことがきっかけで、弟の正次さんも兄の健太郎さんと一緒に食べたあの青菜漬けの葉っぱの煮付けの味を思い出して話が盛り上がりました。それから数日後、兄の健太郎さんが他界したと弟の正次さんが話してくれました。

歳を取れば取るほど人は子ども時分を懐かしみ、特に舌で記憶した郷土料理が思い出されると言われます。

生まれたときからずっと同じ地域に住んでいても、生活習慣などの変化により次第に食生活までも変化していくものです。ましてや故郷を離れて暮らすようになったり、海外で生活するようになった場合は食生活の変化はさらに大きくなるでしょう。そしてそれゆえに子どもの頃に食べた物が非常に懐かしく感じるようになるのではないでしょうか。

子どもの頃に慣れ親しんだ食の記憶は各人の一生の宝です。

山形県人と郷土料理

家庭や地域などで人が集まると行なわれる会食は、人と人とのつながりを緊密にする手段としてとても大切なことです。使われる食材はその土地や地域で採れたものが主で、調理の際の味付けはその土地で生活する人の味覚にあったものとなります。

これが地域の郷土料理、すなわち食文化です。

最近は地域や家庭の食文化に変化が見られるようになりましたが、今こそ次代の山形県を担う子どもたちのために地域や祖父母から受け継いできた郷土料理を伝えていくことは重要なことと考えます。そうすることで、子どもたちに自ずと郷土愛の気持ちが芽生え、、さらには山形県人であるというアイデンティティー（identity）が確立されるようになるのです。

郷土料理の衰退

近年、地域の食文化が大きく変わりつつあります。この動きに拍車をかけているのが人口減少はじめ生活環境の変化です。以前は大家族制が主で、老夫婦と若夫婦の同居が一般的でしたが、核家族体制が主流になるにつれて若夫婦の食事は洋風化され世代間の食の断絶が目立つようになりました。

郷土料理と言えば当然のごとく漬け物が挙げられます。最近の住宅事情から漬け物樽を置ける冷暗所がある家は少なくなり、大部分の住宅では漬け物樽を置く適当な場所がありません。そのためどこの家でも代々受け継がれてきた作り方による漬け物が姿を消していきました。そして、自家用の漬け物の代わりを漬け物専門店に委ねるようになりました。その結果、各家の特徴ある味や風味はなくなり、平均的で個性のない味や風味の漬け物になってしまいました。

食事と個性

日常の家庭の食べ物に個性や地域性が乏しくなったと言われて久しくなります。

昔は食卓を賑わしたのは主に母親の調理した食べ物でした。最近は女性の社会参加が叫ばれてきたのと平行するかのように家庭の食卓にはスーパーマーケットやコンビニエンス・ストアで売られている食べ物が並ぶことが多くなってきました。

これまではその土地で採れた旬の食材を主婦が親や姑から伝授された手法で手料理

したものが主だったのが、流通手段の発達や食料の保存状態がよくなってきたことなどにより、全国ほぼ同じような料理が食卓に載るようになりました。そのため食材を活かした各家庭ごとの独特の料理が少なくなってきました。

ちょっと飛躍しすぎかもしれませんが、全国ほぼ同じような料理を食べるようになったら母乳にも個性がなくなるでしょうし、これを与えられる乳児も食事への好みに関する個性がなくなるのではないでしょうか。また乳児から幼児になったとき、家族の一員として摂る食事が各家庭の個性が活かされない食事になり、その結果、各家庭のそして各地域のアイデンティティーが失われてしまうかもしれません。

代表的な郷土料理

漬け物では「青菜漬け」や「おみ漬け」が、また地域からは「芋煮会」、家庭からは「ひっぱりうどん」などが代表的な郷土料理として挙げられます。

青菜漬け

青菜のへたを薄く切り落とし、根元に縦に切り込みを入れます。その根元の方に塩をふりながら、樽に根元を交互に並べます。押しぶたや重石をして塩が流れ落ちないようにして冷暗所に置いておきます。

おみ漬け

野菜を全て使い切るために、青菜、大根、人参など余った野菜を細かく切って、シソの実と一緒に漬け込んだものです。徳川時代に山形に移り住んだ近江商人が伝えたことから、「近江漬け」と呼ばれ、「おみ漬け」になったと言われています。

いも煮

親しい人たちが屋外で大きな鍋を囲みながら、里芋の入った煮ものを楽しむ郷土料理で、「いも煮会」と呼ばれています。こんにゃく、長ネギ、ゴボウなどに牛肉を加えた醤油味で河原で楽しむのが内陸スタイル、豚肉、味噌味で海辺で楽しむのが庄内スタイルとされています。

最上川舟文化に端を発するとか、由来はさまざま言われていますが、稲の実る頃に食べる風習があります。

ひっぱりうどん

茹で上がったうどんを釜や鍋からすくい上げて、そのまま納豆やサバ缶などで作ったタレで食べます。一つの鍋からみんなでひっぱるようにしてうどんを納豆が入った各自の丼に取り分けて食べることからこのような名前が付きました。夕食を簡単に済ませる食事として重宝がられました。

だし

みょうが、きゅうり、なす、生姜などの夏野菜を粗みじんに刻み、醤油とカツオ節で味付けをします。食欲のない入梅時に温かいごはんにかけてもよいし、麺や冷奴、そのまま酒の肴としても食欲をそそる料理です。新鮮な野菜を使った「だし」は農繁期のスピード献立です。

玉こんにゃく

「玉こん」という略称で親しまれています。お祭りではなくてはならない食べ物です。特色はだしにスルメを入れることです。カラシをつけて食べると格別です。

カラカイ煮

カスべというエイのひれの部分をカラカラに乾燥させたものを水に二、三日浸しておいてから丸一日水煮して、それにじっくり味をしみ込ませます。この料理は多くの場合、正月やお祭りなどの祝膳に赤飯などと並べて出されます。

しそ巻き

主な家庭では、畑から摘んできたシソの葉に、クルミやゴマを混ぜた特製の砂糖味噌をを巻いたものをカラッと揚げて食べます。

しみ大根煮物

冬の時期に大根を二十センチ程に切り、さらに縦半分に切ったものを煮て水にさらし、雪の上で凍らせ、凍った大根を軒下につるし干したものがしみ大根です。農繁期にしみ大根をぬるま湯で戻し、一口大に切りジャガイモなどとともに煮ます。

凍みもち

もち米をおかゆ状に炊き固めたもちを短冊状に薄く切り軒下に吊るし、寒風にさらして乾燥させたものです。カラカラになるまで干して水分を抜きます。これを油で揚げ、醤油と砂糖を使った秘伝のタレにつけます。ソリソリした歯ざわりが懐かしい味です。

納豆汁

材料は納豆、こんにゃく、豆腐、油揚げ、だし汁、味噌、芋がら、打ち豆、大根などです。冬の汁もので、納豆の風味が汁に濃厚さを生み、粘りが汁を冷めにくくするため体の芯から温めてくれます。

ひょう干しの煮もの

真夏に摘んだひょうを茹で、乾燥させ保存しておいたものを煮込んだ料理です。無病息災を祈願し、家内安全の願いをこめ、「ひょっと」して良いことがあるかもしれないと種々の縁起をかつぐ、正月料理には欠かせない一品です。

いなごの佃煮

かつて農家では貴重な蛋白源の保存食とされた料理でした。いなご捕りは、戦後しばらくは小学校の図書を揃えるための資金作りのために全校をあげて行なわれていました。今では農家による稲作は機械化され、また農薬散布によりイナゴはほとんど見かけられなくなりました。

いなごの佃煮の作り方は、捕ったいなごを麻袋の中に二〜三時間ほどおき大鍋で茹でます。茹でたいなごに砂糖、醤油、酒を混ぜて煮立てます。はじめは強火で、その後中火にして三十〜四十分間煮ます。煮汁が少なくなったら、へらでかき混ぜながらさらに二十分ほど煮詰めます。

山形県のこれから――〈その三〉中高生のボランティア活動

地方の少子化

わが国での少子化現象はもはや最大の社会問題です。

この進行を阻止することは容易ではなく、時間の経過と共にさらに困難さが増していきます。それに呼応するかのように地方（田舎）の歴史や文化が崩壊し始めています。山形県の将来を考えるとこの流れをどうしても止めなければなりません。

そこで鍵となるのが、意外に思われるかもしれませんが、「いかにして中高生に郷土愛を芽生えさせるか」という課題です。

自分がいま存在していること

いま自分がこの世に存在するわけを直系すなわち縦軸的視点から考えると、まず父と母の存在があります。その父にも父（すなわち祖父）と母（すなわち祖母）が、母にも父（すなわち祖父）と母（すなわち祖母）が存在しました。さらに曾祖父母その前の代が高祖父母と累代を考えると、自分から遡ること高祖父母は五代前となり、それだけで十六人となります。この計算でいくと十代前まで遡れば少なくとも五一二人くらいいたことになります。自分がいま存在するまでにはこれだけ多くの先祖のお世話になったことになります。そしてそれは自分の住んでいる村や町にそれだけの歴史や文化を残してくれたということです。自分がこれからこの村や町から出て行くことになれば、これまで続いてきた文化の伝承や遺産が途絶えることになります。

このように考えていくと、自分には延々と先祖から引き継いできた文化や遺産を守ることが使命であると思わざるを得ません。そのためには、まず自分が育ってきた郷土の歴史や文化を詳しく知る必要があると私は思います。その手段として地域のボランティア活動をすることは大きな意味があるのです。

ボランティア活動

ボランティア（volunteer）という言葉はいまや社会で完全に市民権を得て、普通に日常語として使用されるようになりました。それとともに中学生や高校生のボランティア活動も盛んになってきました。

その背景には、社会奉仕体験活動、自然体験活動、職業体験活動などのさまざま体験活動を通じて、中高生に自分が大切な存在であること、他人に共感すること、社会の一員であることを実感してもらうとともに、思いやりの心や地域社会で代々引き継がれてきた決まりを守ろうとする意識を育んでもらうことが目的と言われています。

そこであらためてボランティア活動の意味を再確認するために文献を調べてみると、次のような記載がありました。
①自分からすすんで行動する（自主性・主体性）
②課題を見つけ出し、改善していくために多くの人びとと協力しながら力を合わせて行動する（社会性・連帯性）
③喜びという精神的な報酬を得る活動であり、個人的な利益を求めない（無償性・無給性）
④自由な発想で、アイディアを大切にしながら方法やしくみを考えて、新しいことを創り出してよりよい社会をつくる（創造性・開拓性）

自分のふるさとをよく識《し》ること

幼少期より見たり聞いたりしてきた郷土・ふるさとでの色々な体験が心に残り、その体験が自立的な活動を行なう原動力となり、またその体験を通じて市民性や社会性を獲得し、次代に相応しい郷土・ふるさとを支える基盤を作ることにつながることが期待されます。

中学生には小学校で身につけてきた知識や力を、高校生には小学校・中学校を通して身につけてきた知識や力をそれぞれ十分に発揮することができる機会を活かし、それらが実際の本番でどのように活用できるのかについて、地域ボランティア活動、特に参画型の地域ボランティア活動を通して学ぶことが重要です。

この目的を達成するには郷土・ふるさとの歴史・地形・文化・伝統・人々の暮らしなどをよく識《し》ることが必須です。その手段としては自分の五感（視覚・聴覚・味覚・嗅覚・触覚）を駆使して体感することが大切です。若者が郷土・ふるさとの歴史や文化を知れば知るほど郷土愛は育まれていきます。そのためには先人は歴史の資料や正確な情報を積極的に提供し、若者の郷土・ふるさとの歴史や文化に興味を持たせるようにすべきと考えます。中学・高校時代が一番感性度は高いので、今こそがその時です。

地元の中学生のボランティア活動の実態

最近、地元の中学校から生徒のボランテア活動の実態が報告されました。それによるとボランティア活動を「授業の一環として行なう場合」「部活動で行なう場合」「生徒が個人的に行なう場合」の三つに分類し、それぞれ事例が紹介されていました。

①授業の一環として行なう場合

・地域の伝統野菜の伝承のために、小学生を対象に料理教室を開催した
・福祉施設を訪問し、歌や演奏、劇などを披露した
・全校で古紙を集めて車イスを購入し、福祉施設へ寄贈した
・アルミ缶やプルタブを回収し、開発途上国の学校建設に寄付をした
・交通量の多い横断歩道で小学生を安全に横断させ、交通事故の減少に貢献した

②部活動で行なう場合

・毎朝、部活動の前に学校周辺の清掃活動を行なった

・地元の歴史や良さを知ってもらうために、観光ガイド活動を行なった

③生徒が個人的に行なう場合

・児童館や学童保育で絵本の読み聞かせをしたり、子どもたちの遊び相手になった

・被災地の仮設住宅へ季節の飾り物を贈るなど、地域交流に取り組んだ

・地域のお祭りやイベントにスタッフとして参加し、地域活性化に取り組んだ

いずれも地域に密着したすばらしいボランテア活動です。

若者への伝承

ボランティア活動を通して自分が育ってきた村や町を詳しく知れば、その良さや改善すべき方法を見いだすことができます。と同時に自分を育ててくれた村や町に住み続けたいという気持ちが湧いてくることが期待されます。

しかし、これに関しては本人の自主性を重んじ、親や行政側が強制的に行なわせるべきことではありません。それよりも地域が一体となってこれまで引き継いできた文化や遺産を若者に包み隠さずに正確に伝えることに努力すべきです。村の成り立ちや

自分の家の成り立ちについては行政側や家族が自分たちに都合のよいように判断すべきではありません。歴史的事実を変えることはできないにもかかわらず、これまでもその場に遭遇しなかった人々が自分たちに都合のよいように事実を曲げて解釈し、それを伝えたこともあったようです。先人が熱意を持って若者に自分たちの村や町の歴史や文化を伝えれば、若者は自分の郷土・ふるさとの文化や遺産に誇りをもつようになり、さらに後世に伝承することになるでしょう。そのことこそが山形県の未来に最も大切なことです。

第五章　未来への伝言

神社建築と日本人

少し前の話になりますが、二〇一六年五月二十六日と二十七日の二日間にわたってG7（Group of 7／日米ほか先進七カ国）首脳とEU（欧州連合）による伊勢志摩サミットが開催されました。そのとき各国首脳は伊勢神宮を訪ねました。そこで安倍晋三首相が各国首脳に「伊勢神宮は日本のふるさと」であると紹介しました。

そのレポートをある記事で読んだとき、伊勢神宮の造営で施主は誰だったのか、設計や大工は誰だったのか――などということについて興味と疑問を持ちました。そして古代日本人の宗教観と神社建築の技術がどのようにして確立したのかを知りたいという気持ちが湧いてきました。

日本人のルーツ

日本民族の宗教観を論ずる前に、古代日本人のルーツを専門家の資料から知ろうとしました。専門家はさまざまな手段を駆使して、縄文人と弥生人では骨格が違うとか、人骨の核ＤＮＡなどの方面から人類を探求したり人類観を調べた資料などを参考にしようと思い漁ってみましたが、はっきりしたことはわかりませんでした。しかし古代日本人の住居については、土間式の竪穴式住居から高床式住居へと変わっていったことは理解できました。

竪穴式住居とは深さ十～百センチ、直径五～二十メートルほどの円形の穴を掘り、円錐形の屋根をかけて造った家です。石器時代にはまだノコギリはなかったので、石斧で木を切り倒して造りました。

いっぽうの高床式住居は地表面を整地する必要はなく、どのような土地でも建てることは可能です。しかし建築道具として釿《ちょうな》、槍鉋《やりがんな》、鑿《のみ》などの鉄器が必要になります。また神社の神殿も高床式なので鉄器を用いなくては造れないことから、神社もまた弥生時代以降に造られたことが推察できます。

日本民族の宗教観

古代日本人の宗教観は八百万《やおよろず》の神を崇めることである神道と推察されます。すなわち樹木、岩石、人形などのあらゆるものに神や精霊や魂が宿ると考え、自然やものへの感謝と畏怖の念を抱いたのです。

これらの神の仮住まいとして神籬《ひもろぎ》が造られました。神籬とは、例えば榊《さかき》などは神霊を招くための依代《よりしろ》のことで、仏教文化が伝来する前は、神道では神が宿るとされる神聖な場所を瑞垣《みずがき》などで囲むだけで神社は造られませんでした。仏教文化が伝来した後にご神体を常祭するとされる「社殿」に変貌したと推察されます。

日本最古の神社は宇治上神社で、この神社の創建年ははっきりしていませんが、ご祭神は応神天皇ということから五世紀中葉以降に、そして伊勢神宮は四八七年頃に創建されたと考えられています。神社建築で創建当時の建物が残っていないのは、実際は創建されなかったか、創建されたとしても台風、地震、洪水、不審火による倒壊や焼失などで失われた後に再建されなかったためのいずれかだと推察されます。したがってその頃の神社はどのような建築様式だったのかは、はっきりとはわかりません。

寺院建築

寺院建築の様式と技術は朝鮮半島を経由して日本に入り、寺院が造られるようになりました。五七七年に仏工・造寺工が百済から招かれ、五八八〜六〇九年に飛鳥寺、五九三年に四天王寺が創建されたことは記録にあります。

神社建築

神社建築の設計は仏教伝来以降に神社は日本固有の神の住まいであるとの考えから、寺院建築を参考にしながらも設計者には寺院建築のデザインを意識的に排除するように要望し、その違いを強調してなされたのではないかと推察されます。その裏には土着としての神道が仏教より優位であることを印象づけたかった意図があったのではないでしょうか。神社建築にも寺院建築にも携わるのは宮大工と言われ、寺大工という言葉がないのはそれの裏付けかも知れません。

神社建築の特徴について具体的に述べると次のようになります。

①屋根に妻を持つこと
②床を高く張ること
③瓦を用いないこと

④土壁を用いないこと
⑤装飾が質素なこと

「屋根に妻を持つこと」とは、寺院建築では屋根は入母屋造りであるのに対して、神社建築では原則として切り妻造りであるということです。妻とは千鳥破風《ちどりはふ》のことで、屋根が三角形状に頂上から地上に向かって二つの斜面を形成する様式です。その理由ははっきりしていませんが、何らかの信仰上の重要な意義があるのでしょう。

「床を高く張ること」とは、土間を基本とする寺院建築と対照的にすることで、地面に立てた柱の上に高く張った床の建物です。

「瓦を用いないこと」とは、明らかに瓦葺きの寺院建築との差異を意識したもので、基本的には檜皮葺きや柿葺きにすることです。

「土壁を用いないこと」とは、原則的に「木」だけで建てるということです。これは日本人の「木」への信仰の現れといわれ、結果的に寺院建築との差異を意識したのです。

「装飾が質素なこと」とは、これまでの日本の建築様式を踏襲したもので、すなわち色を塗らない木の地肌そのままの素木《しらき》で造ることです。

これからの宮大工

宮大工とは神社・寺院の建築や補修に携わる大工のことです。技術や技法は師匠から弟子に口伝で継承されることが多いため、一人前と呼ばれるまでには最低でも十年はかかるのが一般的で、現在は全国で百人程度しかいないと言われています。

そのいっぽうで、高樹齢で耐水性があり、シロアリの害を受けにくい木材で造られた神社・寺院は少なくとも三百年、長いものでは千年持つと言われています。ということは、せっかく技術を磨いた宮大工であっても一生のうち一度も技術や技法を用いて建築や補修に携わることなく、そのうえ後継者に技術や技法を伝承することもなく終わってしまう可能性があるということです。最悪の場合には、将来は日本から神社・寺院は消失してしまうかも知れません。

そのようなことを考えてなのかどうかはわかりませんが、伊勢神宮などでは式年遷宮といって、二十年毎に造り替えを行ないます。これは後継者の断絶を防ぐにはとてもよい手段です。こうすることで日本の国から神社・寺院の建物はなくならないことになります。

日本人という民族はなんと賢い民族なのでしょうか――。

町内会

町内会とは、一般的に次のように定義されています。

〈一定の地域に住む人々が、日頃から親睦と交流を通じて連帯感を深め、地域に共通するさまざまな課題をみんなで協力して解決し、ふれあいのある快適なまちづくりを目指して自主的に活動している自治組織〉

この主旨を理解すればするほど町内会の必要性は認められるのですが、先頭に立ってその組織をまとめる町会長を引き受けてくれる人は希です。その理由の一つに、町内に住む人々の高齢化や世帯の共働きが進み担い手が減る一方にもかかわらず、人員やコストのスリム化を進める行政からは次々と新たな業務の委託が相次いでいる現実があります。

私が所属する町内会の現在の世帯数は二十八世帯です。毎年三月に総会が開かれ、一年間の事業の総括と次年度の町会長の選挙があります。どの世帯も高齢化が進み、二十八世帯中十七名が七十五歳以上の後期高齢者です。ちなみに最高齢者は百歳です。そのため町会長は高齢者から順に一年交代とすることが数年前の総会で決められました。それでも身体障がい者や軽度の認知症の人などを免除すると、今現在では十九人が町会長の該当者です。町会長になると年に数回開かれる市の町会長会議、防災会議などに出席しなければならず、それらの会議は通常平日の午後の早い時間から始まるので共稼ぎの若夫婦世帯では出席が難しいため、自ずと現役を退いた八人が現実的な該当者となります。

町会長の地域内の仕事としては、市報をはじめとする広報紙の配布、防災訓練・町内清掃のとりまとめ、一人暮らしの高齢者の見回り、町内対抗の運動会のまとめ、会員の親睦を目的とした芋煮会の開催などがあります。

これらのことは町会長の業務としては当然と思いますが、最近ではこれまでは市の職員が行なっていた防犯灯のチェック、公共土木施設整備要望のまとめなどまでも町会長の業務になりました。さらには町会長の業務として馴染まないと思われる赤い羽根共同募金、日本赤十字社への拠出金や神社の寄付金集めなどもあります。リタイアした高齢者は日中に在宅していますが、共稼ぎの若夫婦世帯はほとんどが日中は不在なので連絡するには夕方七時過ぎか日曜日に制限されます。町会長には年間約三万五千円の報酬はありますが、手間暇を考えれば事実上はボランティアです。

町内会を今後も存続し、町会長が熱意を持って活動を行なっていくためには、市や各団体からの下請け的な業務をお断りして、乳幼児家族・小中学生・高齢者・身体障がい者・生活困窮者などの福祉へのお手伝い、災害時の助け合い、それに老若男女みんなで楽しむ催しなどの活動を行なうことに特化するという新しい発想が必要と考えます。

病院と税務署

春は体調の変化が起こりやすい時期であり、また確定申告の時期でもあります。そう考えると連想されるのが病院と税務署で、どちらもできればあまり行きたくないところではないでしょうか。しかし実際は、病院には体調が不良であれば「行きたくない」などとは言ってはいられません。税務署は国民の義務として納税（憲法第三十条）しなければなりませんので行かざるを得ません。

病院と税務署は異なる場所ですが、行きたくないということに関しては共通項があるように思えます。なぜ一般に人はこの二つの場所に行きたくないと感じてしまうのか、病院は患者の立場、税務署は納税者の立場から、気分、雰囲気、接遇という三つの面から検討してみました。

病院に行くのは精神的・肉体的に不調を感じる時ですから、気持ちが晴れないのは当然です。税務署は原則的に税金を徴収するところなので、税金を納める納税者がこころから喜ぶことは少ないでしょう。だれしもできれば納めたくないというのが本音でしょう。個人的に考えれば、「納める」というより、「搾取される」という気持ちがあるからでしょう。

次に雰囲気についてですが、病院は玄関を入ると天井は高く照明にも配慮がなされ、花が飾ってあるところもあり、和ませてくれる雰囲気を醸し出しているようです。いっぽう、税務署は玄関を入るとすぐに納税に関するポスターがやたら目につき、余計な飾りは一切なく、少なくとも癒やしの雰囲気は感じられません。静かにBGMでも流れていれば少しは雰囲気が変わるのでしょうが、署長さんにそのような配慮はないでしょう。

接遇の面では、病院は受付する時にかわいいエプロンをしたボランティアの人が受付の場所まで笑顔で案内してくれて手続きの方法を教えてくれます。いっぽう税務署では、職員はネームプレートを首から提げてはいますが、無愛想で笑顔もなく事務的に納税者を捌いているという風です。税務署職員は、納税者はお客様であることを忘れてしまっているのかも知れません。申告現場での税務署職員と納税者の会話は真剣そのもので殺伐としていますが、税務署職員にちょっとした気遣いとゆとりの心があれば納税者のイライラは少しは解消されるでしょう。

接遇面での改善点として一番大切なことは、患者も納税者も共にイライラさせないことです。そのためには病院では外来での待ち時間を少なくするような努力が必要です。税務署では、納税者は家を出るときからイライラしているのが常ですから、相談する会場のテーブルに一輪の花を飾ったり、温かいお茶やコーヒーなどのドリンク自動販売機を設置するなどの配慮があってもよいと感じます。

医師も患者になることがありますし、税務署職員も納税者になることがあります。立場や職業が人格や言葉遣いまで変えさせてしまうことがあるので、その立場や職業にある人は態度や言葉遣いに十分に気をつける必要があると思います。

患者が医師に期待するのは十分な医療技術と知識であることはもちろんですが、医師の人柄を知りたいと思うものです。人と人との関係として、患者自身が命を預ける医師がどんな人かを知りたいのです。会話の中で、例えば共通する趣味があるだけでもわかると親近感が湧いてきます。また医師の一言で患者が大きな希望を持つこともあります。医師が患者に治療方針を伝えたわけでなく、ただ説明しただけでも患者は喜び、親しみを感じてくれます。

税務署職員の納税者からの質問への応え方は非常に事務的で、言葉に温かみは感じられません。納税者の方も一年に一回確定申告書に目を通すだけなので、書類に記載されてある語句や意味はわからないことだらけで質問の仕方も要領を得ません。その上、税務署職員は、納税者は嘘をつく人であるという性悪説の考えをもって接するために納税者と歯車が合わなくなるのは当然です。

最近、病院では正規の医師の交替が少なくなったことから、主治医と患者との関係が以前に比べて密になり、信頼関係が生まれてきました。

いっぽう税務署では、職員は納税者と親しくなることをなるべく避けるために同一署に長く勤務させないという方針であるため、親しみを感じることはありません。最近ではｅ―Ｔａｘ（国税電子申告・納税システム）の普及により納税者は税務署に赴かなくとも手続きが完了できるようになりました。元々納税者にとって税務署は行きたくないところなので、ｅ―Ｔａｘのシステムをありがたいと思うでしょう。その結果、税務署職員と納税者が顔を合わせる機会がなくなり、税務署には納税者のための雰囲気や接遇について吟味するという発想がますます失われることになってしまいます。やはり庶民にとって税務署は、納税するところというより搾取されるところという意識が益々強くなっていくでしょう。

日本の農業の将来

どこの社会でも「一人前」とか「一丁前」という言葉があります。私が子どもの頃、「あなたのお父さんは村一番の農作業のできる人で、一人前以上に働く人です」と近所の人たちが尊敬の気持ちをもって父を褒めてくれました。その父を長い間誇りに思っていました。

今から六十年ほど前のことですが、わが家の田畑は一町歩（約一ヘクタール）に満たなかったのに加えて、父は将来機械化が進み省力化が可能になるとは考えが及ばなかったのか、あるいは自分の体力が年々衰えていくことを心得ていたためなのか、自分の体力に合わせた農業を心がけていたようでした。そして、父は私に将来農業で生計を立てさせるのは難しいと考えたのか、次々と田畑を手放していきました。父の気持ちを理解できなかった当時の私は、田畑が他人に渡っていくのを知ると寂しい思いがしました。

昭和二十年代の後半から、日本において農業は花形産業であり、増産を第一目標にしてみんなが力を注ぎました。と同時に個人の生産性には限界があるので、自ずと機械化が進んでいきました。昭和四十年代に稲の作付面積や生産量がピークを迎えると、以後減少を続け、最近では当時に比較して作付面積は半減、生産量は六十パーセント程度までになってしまいました。

このように昨今農業人口は減少の一途をたどり、大型農業を進めてきた人にとっても後継者問題などが悩みの種であり、日本の農業の将来に明るさは感じられません。しかしこのままでよいとは誰も思ってはいません。ではどうすれば日本の農業に明るさを見いだすことができるのでしょうか。

需要と供給のバランスが経済の原則ですから、大量生産があれば大量消費が望ましいのは当然です。しかし現在の日本では消費人口が減少傾向にあるので、米をはじめとした農産物の大量生産・大量消費を目指すには無理があります。それでもあえて大量生産を目標にするならば、日本は農産物の輸出大国を目指すしかありません。それとは別に現実を直視した消費量を第一に考えるならば、生産者が消費者に「買ってください」と頼むのではなく、逆に消費者から生産者に「売ってください」と頼まれる農産物の提供を目指すべきではないでしょうか。

しかし農産物の生産はどうしても天候に左右されるため、計画通りに生産できるとは限りません。天候に左右されずに農産物を安定的に生産するには設備投資に莫大な費用がかかることになり、自ずと農産物の高騰は免れません。そこに外国産の安い農産物が輸入されれば日本の農業従事者は一気に破産です。

これを打開するためには、生産者は単に農産物を提供するのではなく、いわゆる「日本食」に加工するなど魅力的な付加価値付けて消費者に届けるような工夫をすることが大切ではないでしょうか。

さくら

古来日本人はさくらをこよなく愛してきました。

八百万《やおよろず》の神の中には農作物に関与する神がいて、その神がさくらに鎮座していると信じた農民は、そのさくらの神に供え物をして豊作を願い祈りを捧げてきました。このような行為が遺伝子として私たちに受け継がれ、日本人が桜を愛する理由になったのではないかと考えられています。

全国各地にさくらの名所、名木があり、今では日本人のみならずインバウンド（訪日外国人旅行者）もさくらの観賞を楽しみにしています。

しかし、さくらの花が咲いているだけでは観光客は魅力を感じません。さくらの花を引き立てる雪を抱いた山や松の緑などが背景にあったり、側を流れる川の音、それに堀の水などとマッチするとより魅力が増してきます。地元の人々の手入れの仕方の違いによっても咲いたさくらの花の善し悪しが決まってきます。

以前は根元に肥料を施す程度でしたが、最近では樹木医による剪定まで行なわれるようになりました。またスズメよりやや大きく体型はずんぐりとした、頬と喉部分が赤い野鳥のウソがさくらの芽を食べるので地元の人々の見守りがより一層大切になってきました。

いずれにしても、このような見事なさくらを後世まで残してほしいものです。

山形県内でのさくらの名所としては、馬見ヶ崎さくらライン（山形市）、霞城公園（山形市）、鶴岡公園（鶴岡市）、大山公園（鶴岡市）、あつみ温泉温海川河畔（鶴岡市）、玉川寺（鶴岡市）、日和山公園（酒田市）、松が岬公園（米沢市）、寒河江公園（寒河江市）、最上公園（新庄市）、上山城・月岡公園（上山市）、東沢公園（村山市）、伊佐沢の久保桜（長井市）、最上川堤防千本桜（長井市）、白兎のしだれ桜（長井市）、草岡の大明神桜（長井市）、天童公園（天童市）、倉津川枝垂桜（天童市）、白水川堤防桜並木（東根市）、堂の前公園（東根市）、烏帽子山公園（南陽市）、双松公園（南陽市）、まほろばの緑道（高畠町）が挙げられています。そのほか徳良湖（尾花沢市）、西蔵王のオオヤマ桜（山形市）、中山河川公園（遊佐町）、愛宕山公園（最上町）、お達磨の桜（中山町）など数多くあり、どこのさくらも見事です。咲く時期が地域によって少しずつ異なるので色々見比べてみるのも楽しいでしょう。

また咲き誇るさくらも見事ですが、散るさくらにも風情が感じられるのは日本人ゆえの美意識のあらわれなのでしょうか。

「散る桜　残る桜も　散る桜」（良寛禅師）

あとがき

これまでに自分の目や耳を通して感じたことや自分が経験してきたことを、同じ年代に生きてきた人や次代を担う人と共有したいと考え、それをまとめてみました。記憶は次第に薄れて事象を追えないときに、家内・春枝が傍で色々疑問に応えてくれたことにこころから感謝します。

この本を手にとってくださる人は大正、昭和、平成、令和のうち、どの年代が多いだろうかと思いを巡らし、私は昭和生まれなので、きっと同じ昭和の年代が多いだろうと考えて、本のタイトルに「ラブレター」という言葉を用いました。ラブレターとは、元々相手に対する愛の気持ちを直接いえない場合に、その気持ちを手紙にしたためて伝えるものです。平成の年代はパソコンやスマートフォンの普及により直筆で書くことが少なくなったので、ラブレターは死語かもしれません。

何歳になっても好奇心と豊かな感性を保ち続け、琴線に触れたことをこれからも書き続けていきたいと思います。

この本を上梓するにあたり、企画・校正にご援助いただいたポリッシュ・ワークの須藤惟さん、藤代勇人さんにお礼申しあげます。

令和元年　サクランボの花を眺めながら

五十嵐　勝朗

記憶のラブレター

北国に暮らす医師からの伝言

2019年8月1日　第1版第1刷発行

著　者　五十嵐 勝朗

発行者　塩塚 健兒

発行所　株式会社ポリッシュ・ワーク

〒160-0023　東京都新宿区西新宿7-22-43 新宿JECビル6階

電話03-6629-8524　FAX 03-5337-5651

発売元　株式会社径書房

〒160-0012　東京都新宿区南元町11-3

電話03-6629-8518　FAX 03-3360-6220

印刷製本　中央精版印刷株式会社

装　丁　玉利 樹貴

本文イラスト 針谷 由子

定価はカバーに表示してあります。

落丁本・乱丁本は、購入書店名を明記のうえ、発行元の㈱ポリッシュ・ワーク宛にお送りください。送料小社負担にてお取替えいたします。

ISBN 978-4-906907-10-6 C0047